AF462687

PRINCIPES CONTENUS DANS LES DIFFERENTES SOURCES DES EAUX MINERALES DE SPA,

Par N. TH. LE DROU, Docteur en Philosophie & Médecine, Médecin Practicien aux Eaux Minerales de Spa.

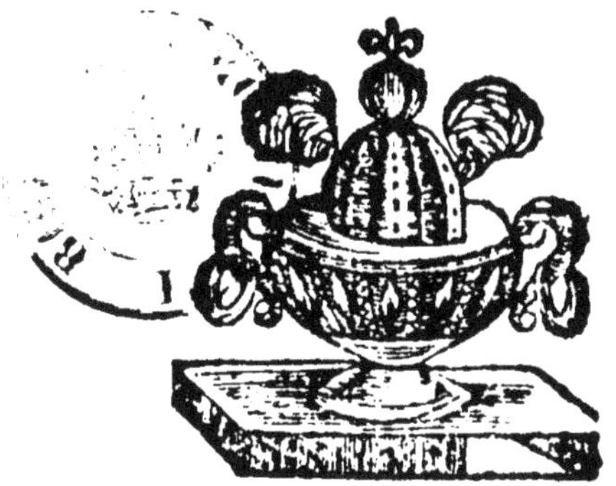

A LIEGE,
Chez F. J. DESOER, Marchand Libraire, sous la tour St. Lambert.

M. DCC. LII.

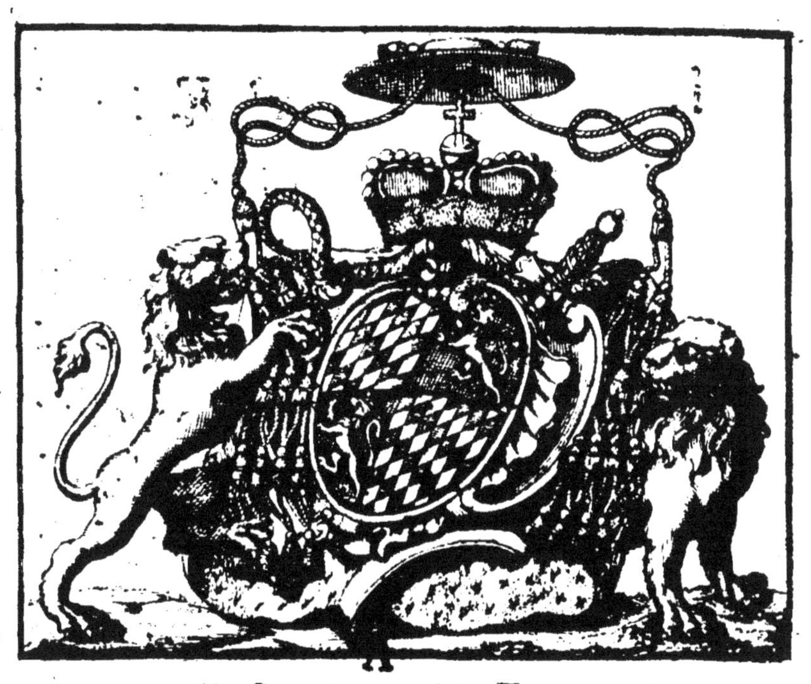

Son Altesse Serenissime & Eminentissime JEAN-THEODORE, Duc des deux Bavieres, Cardinal, Evêque & Prince de Liege, de Freising & de Ratisbonne, Duc du Haut Palatinat & de Bouillon, Comte Palatin du Rhin, Prince du saint Empire Romain, Landtgrave de Leuhtenberg, Marquis de Franchimont, Comte de Looz & de Horne, Baron de Herstal, &c. &c. &c.

MONSEIGNEUR,

A Qui pourrois-je mieux dédier qu'à VOTRE AL-

TESSE SERENISSIME & EMINENTISSIME un Traité qui explique l'analise & les propriétés des Eaux Minerales de Spa ? Vous en avez éprouvé la vertu, MONSEIGNEUR; & l'affabilité avec laquelle vous vous êtes montré à tant de Cavaliers & de Dames des Pays étrangers, qui viennent les prendre, ne contribuera pas peu à en augmenter la vogue. Puissent ces célébres Fontaines être souvent honorées de la présence d'un PRINCE qui fait le bonheur de ses Sujets, & le charme de ceux qui ont l'honneur de l'approcher ! Puissent-elles fortifier & conſerver long-tems une ſanté ſi précieuſe à ce Pays! C'eſt le but principal que je me ſuis propoſé dans cet Ouvrage, que je ſupplie très-humblement VOTRE ALTESSE SERENISSIME de recevoir comme le foible hommage d'un de ſes plus fideles Sujets. Je ſuis avec un très-profond reſpect,

MONSEIGNEUR,

De VOTRE ALTESSE SERENISSIME & EMINENTISSIME,

Le très-humble, très-obeiſſant Serviteur, & fidele Sujet, LE DROU.

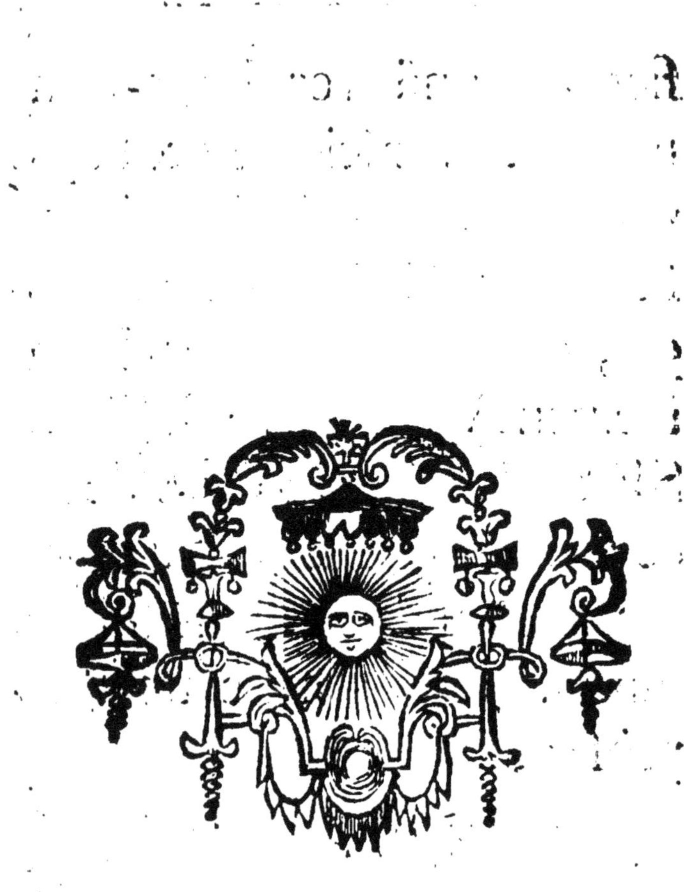

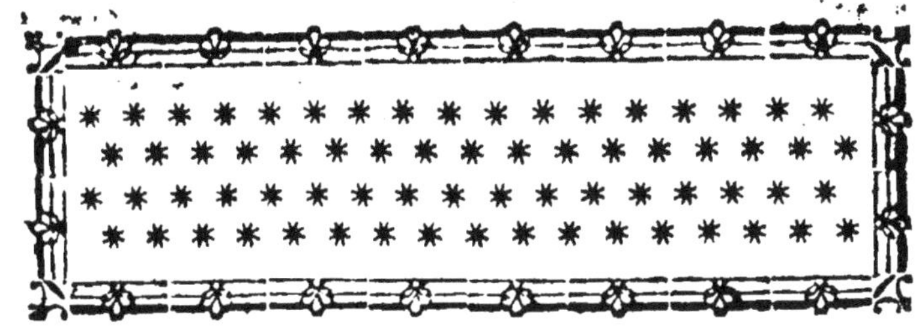

AVIS AU LECTEUR.

LEs Auteurs tant anciens que modernes, qui ont écrit des Eaux Minerales de Spa, sont fort louables; quoique les uns n'aient avancé que de pures probabilités à l'égard de certains ingrédiens concentrés dans ces Eaux, qui sont cependant bien démonstratifs, & qui n'ont aussi fait aucune mention d'autres qui n'y sont point inutiles. Dans les recherches où la Phisique & la Chymie ont lieu, & dont on ne sauroit absolument se passer, comme sont celles-ci, on ne peut & on ne doit se contenter de suppositions; mais il faut des demonstrations claires & évidentes; car si l'on est convaincu des vrais principes ou ingrédiens que ces Eaux contiennent, on ne peut aussi savoir dans quelles maladies les unes ou les autres sont recommandables: il n'y a pas ainsi d'autre moyen que de demontrer par des experiences certaines, & qui ne sont néanmoins pas bien difficiles à faire, de quelles substances les unes & les au-

tres Fontaines ſont enrichies. Il ne s'agit pas dans cette affaire d'opinions qui peuvent cependant être quelquefois vraies, mais de preuves qui ne laiſſent après elles aucun doute, & c'eſt à quoi je me ſuis attaché & de quoi le Lecteur bienfaiſant pourra juger ; quoique j'aie prouvé autant évidemment qu'il eſt poſſible dans ces ſortes de recherches les ingrédiens qui y ſont contenus, & la difference qu'il y a entre eux à l'égard des unes & des autres ſources ; on ne peut neanmoins les ordonner qu'en général relativement à la connoiſſance telle que l'on a de ces ingrédiens ; mais lorſque l'experience d'un bon nombre d'an-

nées par leur pratique est soutenue par une connoissance suffisante, on est d'autant plus certain du choix de la source ou des sources, dont on doit faire usage. Comme le Médecins étrangers ne trouvent dans la lecture de ces Auteurs dequoi les satisfaire, ils n'envoient leurs malades à Spa, que par la grande renommée que ces Eaux se sont acquises depuis plusieurs siecles; au contraire, s'ils étoient convaincus de l'existence réelle de tous les ingrédiens y concentrés, il n'est point douteux qu'ils ne doñassent la préference aux eaux Minerales de Spa, sur beaucoup d'autres qui sont tant vantées dans l'Europe. On cherche dans les Eaux ferrugineuſes le vitriol de Mars & ſon ſouphre ; mais il en eſt fort peu où l'on puiſſe auſſi réellement prouver ces deux ingrédiens, que dans celles de Spa : pour s'en convaincre on n'a qu'à ſuivre la methode que j'avance dans ce petit Traité.

L'experience montre que l'art de la Chymie eſt un preſent precieux que Dieu par ſa divine Providence a donné à l'homme ; & quoique les remédes que l'on peut obtenir par ſon ſecours ſoient de beaucoup plus puiſſans & plus ſublimes, que ceux que Galien enſeigne & recommande, on ſe voit cependant ſouvent trompé dans ſes eſpérances, puiſqu'après avoir eſſayé tous les remédes ordinaires, & même ceux que l'on eſtime comme infaillibles, on ſe trouve bien ſouvent obligé d'envoyer ces ſortes de malades aux ſources minerales tant chaudes que froides, comme au dernier aſile : quelle eſtime ne doit-on pas ainſi faire de ces Eaux? S'il eſt un reméde que l'on puiſſe dire en quelque maniere univerſel dans les maladies opiniâtres & rebelles, ce ſont ſans conteſtation des Eaux minerales recommandables par leurs bonnes qualités manifeſtes, & par les effets ſalutaires qu'elles produiſent depuis bon nombre d'années ſur une infinité de Perſonnes differentes de ſexe, d'âge, de maniere de vivre & par d'autres circonſtances, accablées de maladies diverſes: à quoi bon donc moleſter & ruiner ces malades, & même peut-être les mettre hors d'état de jamais recuperer la ſanté? puiſqu'il eſt bien certain que par la quantité & le changement des remédes, on recule plus ſouvent dans pluſieurs maladies que d'avancer, & que faiſant uſage d'Eaux minerales choiſies, on eſt du moins preſque toujours aſſuré ou de recuperer la ſanté, ou de recevoir du ſoulagement: ce n'eſt pas à dire que les remédes de la Pharmacie & de la Chymie ne ſoient utiles & même neceſſaires, puiſque l'un &

besoin assez souvent du secours de l'autre, soit avant, pendant, ou après la cure.

Si l'experience que l'on a des effets salutaires que les Eaux minerales tant froides que chaudes, n'étoit un témoin irrecusable dans une infinité de maladies, que l'on regarde comme incurables, & qui ne le sont cependant point, puisqu'elles cedent par l'usage de ces Eaux, on auroit raison de ne point les exalter par-dessus les remédes ordinaires. On doit entendre par les Eaux minerales chaudes, celles qui sont enrichies de souphre, comme sont celles d'Aix-la-Chapelle, & non point celles où il n'y en a point, comme sont celles de Borſcheite, qui n'ont pas grande urilité pour l'interieur.

Si l'eau de la Geronſter étoit tranſportable, comme l'eſt celle du Pouhon, l'eau de Selter ſi fort en vogue par la recommandation de feu Monſieur Hoffmann, ſeroit dans peu d'années miſe en oubli : les principes predominans dans cette Eau, ce ſont un ſel moyen ou neutre, & un concret terreux alcalin ; par ces deux ingrédiens, elles produiſent de très-bons effets dans pluſieurs maladies opiniâtres, particulierement dans celles de la poitrine. On s'eſt ſervi de toutes ſortes de moyens pour conſerver dans des bouteilles l'eau de la Ge-

rouster, mais inutilement : buë à la source, elle produit des effets surprenans ; on peut dire qu'elle est le Phœnix entre les Eaux minerales ferrugineuses, vitrioliques, martiales & sulphureuses relativement à ce qui en est dit dans ce petit Traité.

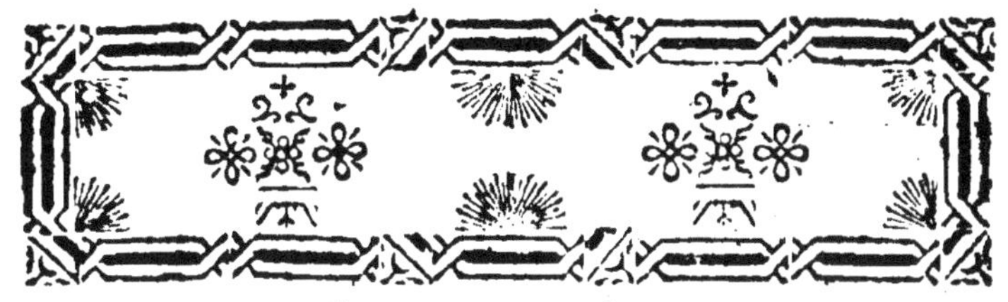

Des Ingrédiens concentrés dans les unes & les autres Sources Minerales de SPA.

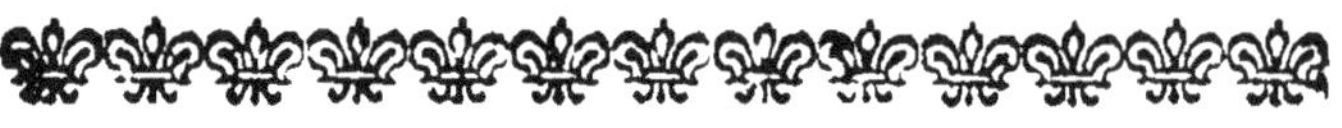

CHAPITRE I.

PARAGRAPHE I.

LA plus grande partie des Médecins, qui écrivent des Eaux Minerales, commencent ordinairement leurs Ouvrages par l'antiquité, la ſituation & les environs des Sources ; enſuite ils paſſent au nombre des perſonnes guéries ou ſoulagées par leurs uſages ; ils étalent un nombre infini de merveilles qu'elles ont operées ; ils ſe donnent même les peines de rapporter de quelle qualité ces malades étoient, & font une hiſtoire circonſtanciée de leurs maladies.

Si c'eſt par l'antiquité que les Sources minerales de Spa, ſoutenue de l'expérience d'un grand nombre d'années, & d'une foule de monde de toutes ſortes de qualités & de ſexes qui en ont fait uſage, & qui en ont reſſenti des effets ſalutaires & au-delà de leurs attentes, doivent être recommandables, elles peuvent à bon droit prétendre d'être miſes au rang des plus anciennes & des plus utiles Fontaines minerales froides, que l'on vante tant dans l'Europe : mais comme ce n'eſt ni ſeulement par les ſiécles écoulés, ni par le nombre & la qualité des Etrangers qui s'y rendent des Pays les plus éloignés, qu'elles méritent particuliérement l'attention du Public, je paſſerai tout cela ſous ſilence, & je me bornerai à rapporter les ingrédiens concentrés dans les unes & les autres Sources, & cela le plus ſuccinctement & le plus démonſtrativement qu'il me ſera poſſible ; car comme je n'écris que pour les Médecins

& autres Savans & Curieux; il leur ſera facile de ſavoir en général, par les principes ou ſubſtances qui y ſont concentrées; ſi elles méritent les louanges qu'on leur donne, & en même-tems, ſi elles ſont ſuffiſantes pour guérir telles & telles ſortes de maladies.

PARAGRAPHE II.

COmme les maladies chroniques & invéterées, particuliérement celles qui proviennent d'humeurs atrabilieuſes, dont il y a un très-grand nombre, demandent des remédes actifs & proportionnés à l'opiniâtreté & la difficulté qu'il y a de les préparer, diſſoudre, fondre & évacuer de pluſieurs maniéres, il me paroît que je dois avertir que ces ſortes de perſonnes, avant de venir aux Eaux minerales de Spa, devroient commencer la cure par les Eaux thermales d'Aix-la-Chapelle, qui ſans contredit ſont plus apéritives, diſſolvantes & évacuantes, & enſuite venir à Spa : c'eſt de quoi l'on conviendra facilement, ſi l'on fait attention que la plus grande partie des maladies chroniques, opiniâtres & rebelles, pour ne point dire toutes proviennent d'humeurs viſqueuſes, bilieuſes, acres, ſaumureuſes, &c. croupiſſantes dans l'un ou l'autre région ; ou dans un ou divers viscéres du corps, qu'il est de la nécessité d'évacuer d'une ou de plusieurs maniéres convenables & rélatives, avant de venir strictement à la corroboration des parties solides ; & c'est en quoi bon nombre de Médecins trompent & se trompent.

Où l'ignorance & l'envie regnent, vous n'y sauriez rencontrer que des raisons relatives au premier & au second mal.

Ne tirez point du moins ici une conséquence forcée, & ne dites point, par exemple, que les Eaux minerales de Spa ne sont ni préparentes, apéritives,

ves, dissolvantes, &c. elles le sont dans un certain degré, mais jamais comme celles d'Aix-la-Chapelle : en recompense elles sont plus rafraîchissantes & plus corroborantes que celles-là. Voyez là-dessus l'élégante & savante Dissertation inaugurale de Monsieur le Docteur Gartzwyler, le fils, Médecin practicien à Aix-la-Chapelle, soutenue & imprimée à Leyde l'an 1742.

PARAGRAPHE III.

LEs différentes Sources minerales de Spa reçoivent les vertus qu'elles possédent & les effets qu'elles produisent;

particuliérement des mines ferrugineuſes & des vitrioliques martiales parfaites ou moins parfaites, diſſoutes autant qu'il eſt poſſible, & d'une maniére ou d'autre, par la Nature comme coadjutrice.

Il eſt cependant une différence entre les Sources à cauſe de la modification des principes. Pluſieurs ſavans Médecins qui ont écrit ſur ces Eaux, n'attribuent la différence qu'il y a entre elles, qu'à la modification des mines ferrugineuſes, & c'eſt de quoi je tombe en partie d'accord. Je n'ai pas été moins curieux & moins laborieux que ces Auteurs à me ſervir de toutes les manupulations, tant intérieures qu'extérieures, du moins applicables dans cette recherche; & que la Chymie suggére, dans laquelle je ne suis pas tout-à-fait ignorant; & je ne crains pas d'avancer qu'ils n'ont travaillé en partie qu'inutilement, sans faire attention; ou du moins fort peu; aux parties essentielles qui doivent & entretiennent la vie à ce corps, & que l'on doit regarder comme l'Ame ou le premier & le principal Agent & Conservateur de ces Eaux.

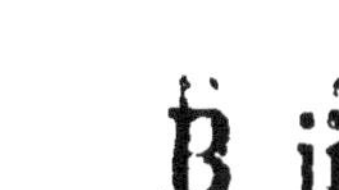

PARAGRAPHE IV.

CEs expériences ſe reduiſent à examiner 1. cette rubrique composée d'un principe terreux & ferrugineux ; 2. le ſel mineral ; 3. le vitriol de Mars ; 4. l'eſprit vitriolique martial, ſulphureux, volatile & fixe ; 5. le ſoufre mineral ; 6. le principe aërien allié à l'eſprit vitriolique ſulphureux ; 7. la ſubſtance terreuſe ; 8. les autres ſubſtances, comme l'alcali, le talc, les ſelenites.

Il n'eſt pas ſi facile à démontrer la réalité de tous ces ingrédiens concentrés du plus au moins, ou modifiés dans les unes & les autres Sources, que l'on pourroit ſe l'imaginer : les plus démonſtratifs, ce ſont les ſels & le fer ou le mars; les autres demandent de la pénétration & de l'exactitude.

Je ne ſaurois démontrer adéquatement la quantité de l'acide & de l'alcali, mais ſeulement la qualité de l'acide, qui forme ces ſels neutres, à cauſe des propriétés qu'il peut y avoir par les combinaiſons des acides & des alcalis, leſquels étant différens entre eux-mêmes, produiſent auſſi une différence entre les ſels moyens ou neutres, puiſque la quântité & la qualité de l'un ou de l'autre peut excéder celle de l'autre ; lorſqu'il eſt une pré-domination aſſez conſidérable, on peut ſans peine avancer que l'alcali prédomine ſur l'acide, ou le dernier ſur le premier.

Si un acide vitriolique vient à ſe joindre à un alcali fixe, il s'en formera un composé, dont les parties ſeront ſi fortement unies, que, ni par la violence du feu, ni par quelqu'autre acide ou alcali quece ſoit, il ne s'en fera aucune ſéparation ; mais s'il arrive qu'une matiére graſſe comme, par exemple, une ſulphureuſe, s'y uniſſe, alors les parties de ce composé peuvent être ſéparées ; ainſi il ſeroit impoſſible de décompoſer ce principe ſalin, à moins que d'y ajouter quelque choſe de ſulphureux ou de gras, & par conſéquent on ne ſauroit ſavoir la prédomination de l'un ou de l'autre, à moins que de ſe ſervir de ce moyen.

La Rubrique des unes & des autres Sources minerales prouvera ce que j'avance.

Des Ingrédiens concentrés dans les Rubriques des unes & des autres Sources.

DE LA GERONSTER.

FEu Mr. le Docteur Chroüet dit dans ſon Traité, intitulé : *La connoiſſance des Eaux minerales d'Aix-la-Chapelle, de Chaud-Fontaine & de Spa*, que cinq onces de cette terre ferrugineuſe lui ont donné quarante grains d'un ſel gras & fort piquant; elle m'en a donné cinquante-cinq. Il l'appelle un ſel double, ce qui veut auautant dire, que neutre ou moyen; d'où il infére qu'il n'eſt ni vitriolique, ni nitreux, ni alunmineux. Quant aux ſels nitreux il n'en eſt point de naturels, ils ſont tous artificiels. Le principe vitriolique s'étant joint à un alcalin, il s'en eſt fait un ſel neutre. Le même, page 46, avance que cette Rubrique fournit un ſoufre métallique; la preuve qu'il en donne, n'eſt qu'une probabilité ; cette Rubrique contient néanmoins véritablement un ſoufre métallique ou mineral, lequel n'eſt rien autre qu'un ſoufre martial vitriolique, comme il ſera prouvé : elle contient du mars parfait, mais poreux.

DU TONNELET.

LE même, page 49, dit que cinq onces de cette Rubrique lui ont donné quarante grains de ſel gras & aigre (elle m'en a donné tout autant) comme de la crême de tartre, ou plutôt comme du tartre vitriolé ; elle contient du ſoufre commun & du fer dans une terre nitreuſe & point d'alun ;

remarquez que je dis une terre nitreuſe ou ſalpétreuſe, & non du nitre, entre leſquelles deux matiéres il y a grande différence.

DE LA SAUVENIERE.

LE même, page 51, dit que cinq onces de cette Rubrique lui ont donné trois ſcrupuls d'un ſel comme celui du Tonnelet ; elles ne m'en ont donné que cinquante grains ; elle contient du fer & du ſoufre métallique.

DU WATROZ.

CInq onces de cette Rubrique m'ont donné quarante grains d'un ſel comme du tartre vitriolé, du fer, une terre alunmineuse, & du soufre commun.

DU POUHON.

LE même, page 54, dit que cinq onces de cette Rubrique lui ont donné trente grains de sel piquant, gras & amer, ou plutôt lixiviel, & à moi trente-cinq; un esprit vitriolique martial sulphureux un soufre métallique; les, deux derniers doivent être prouvés.

Remarquez que cinq onces de la Rubrique de l'une ou de l'autre Source, ne fournissent point au-dessous ou moins de trente grains de sel, & qu'une livre d'eau n'en fournit pas au-delà de six à sept grains, & du fer point au-dessus de deux grains; on pourroit cependant aussi peser le soufre & l'esprit, qui sont aussi démonstratifs que les premiers, comme aussi le selenite, le talc, le terreux & l'alcalin: que cela soit entendu de toutes les Sources en général & restrictivement.

Tous ces sels sont neutres, différens entre eux par la quantité & qualité des combinaisons, des alcalis & des acides.

L'acide du Pouhon, celui de la Geronster & de la Sauveniere est un vitriolique martial sulphureux; la quantité du premier & du second ne peut être adéquatement déterminée ; à l'egard de la qualité ; celui de la Geronſter eſt plus volatil que celui du Pouhon ; pour le dernier, il n'a la quantité ni de l'une ni de l'autre Source ; pour la qualité il eſt plus volatil que celui du Pouhon, & moins que celui de la Geronſter.

Cet acide vitriolique étant joint à un alcalin, il ſe fait par cette combinaiſon un ſel neutre ſelon la quantité & la qualité de l'un & de l'autre ; c'eſt ce qui produit une différence entre les ſels de ces trois Sources : quant aux ſels du Watroz & du Tonnelet & qui ſont auſſi neutres, leur acide ne provient point du vitriol, mais d'un ſoufre commun.

Lorſque je parle du vitriol ou de quelques-unes des ſubſtances dont il eſt compoſé ; on doit entendre le natif.

Comme il y a grande quantité de Pyrites aux environs des Sources minerales de Spa ; & probablement auſſi dans les mines ferrugineuſes, & connoiſſant que ces ſortes de pierres contiennent du ſoufre ; du fer, une matiere pierreuſe ; & outre cela un acide volatil, je crois qu'elles ne contribuent pas peu au mêlange de ces Eaux. Par la calcination & la ſolution de ces pierres on en fait du vitriol ; or il eſt conſtant que dans les entrailles de la terre il y a une chaleur ſouterraine, par où elles peuvent être décompoſées ; tellement que leurs principes étant libres comme, par exemple, cet acide ſubtil & pénetrant, provenant du ſulphureux, ils ſont ſuffiſans pour attaquer & diſſoudre le Fer ou le Mars : ſi une eau vient à paſſer ſur ces principes, elle s'en chargera & en ſera impregnée ſelon leurs qualités. Si cet acide diſſoud le Fer, il donnera ſûrement à l'eau qui ſera chargée de cette mine diſſoute, un gout vitriolique : il ne faut cependant point exclure le vitriol de mars, puiſqu'il eſt démonſtratif dans ces trois Sources. Il n'eſt point d'antipatie entre ces deux matieres, elles peuvent exister ensemble & contribuer ensemble au mêlange des Sources, & par consequent à leur gout, senteur, conservation & vertus. On ne sauroit nier que ces sortes de pierres ne contiennent les principes que j'avance, & qu'on n'en trouve grande quantité aux environs des Sources & même plus avant, lorsqu'on creuse la terre : on en peut tirer ou soufre inflammable par la distilation en se servant de la Retorte. *vid.* le savant Martin Lister, Docteur Anglois, *de Font. Medic. Angliæ*, *Lond.* 1684. & l'Illust. Berger *de Therm. Carol.* que ce principe acide, ce sulfureux

reux proviennent du vitriol ou des Pyrites ; il n'eſt rien de plus certain, qu'ils ne different point eſſentiellement, puiſqu'ils ont de ſemblables principes. Les pierres ſe changent auſſi facilement en vitriol de mars, que le fer ; ainſi peu importe que ce ſoit de l'un ou de l'autre que ce vitriol martial provienne, ou que nos Eaux minerales ſoient telles qu'elles ſont, c'eſt-à-dire, le Pouhon, la Geronſter & la Sauveniere.

CHAPITRE II.

Des Ingrédiens concentrés dans les unes & les autres Sources Minerales de SPA.

PARAGRAPHE I.

L'Examen de cette ferrugineuſe matiére & des autres principes peut, premiérement ſe faire par la calcination, l'évaporation, la diſtilation, l'extraction, la diſſolution, la coagulation, la précipitation, &c.

Secondement par les expériences ſimples Phiſiques, comme par les noix de galle, par le ſyrop de violettes, les feuilles de chêne; par le ſel de tartre, la potache, la chaux, par l'eſprit & l'huile de vitriol, par les limailles de fer, le mercure, la poix, &c.

Ces ſecondes expériences ſont utiles & même neceſſaires, lorſqu'il s'agit de mettre en vogue quelques nouvelles Eaux minerale; mais lorſqu'une ſource eſt connue depuis pluſieurs ſiécles; non-ſeulement par les écrits des Savans; mais auſſi & particulierement par l'expérience de ces grands nombres d'années, appuyée par cette foule de perſonnes que l'on y voit toutes les années s'y rendre, & qui s'en retournant louent & beniſſent Dieu par ces Eaux minerales, à cauſe des effets ſalutaires qu'elles en ont reſſenti: alors il me paroit inutile de charger le papier par ce détail; ſi cependant les ſentimens des Auteurs ne s'accordoient ſur un quelque choſe d'eſſentiel, alors il eſt permis & même il paroit être louable d'aprofondir cette matiére ou de réunir les opinions differentes, s'il eſt poſſible, par des raiſons établies & reçues dans la Phiſique, la Chymie & la Médecine, & relatives à une expérience ſuffiſante; il eſt encore louable, ſi par diſtraction ou autres circonſtances humaines tant à l'égard des Auteurs que de celui d'autres gens, certains préjugés se sont établis, il est bon alors de les relever, & cela autant modestement que faire se peut.

PARAGRAPHE II.

TOus les mineraux & les metaux (peu exceptés) fournissent leur soufre & leur sel, relatifs à leurs especes & differens par rapport à la néteté, à la pureté & à la maturité des mines, ce qui peut s'appliquer également aux terreux.

Il est des Médecins qui ne derivent les qualités des Eaux minerales que d'une substance ſpiritueuſe & vaporeuſe de metaux & de mineraux. L'aqueux lavant & s'inſinuant continuellement dans les corps de metaux, rompt l'union des parties qui compoſent ces mines ; tellement qu'il peut alors ſe charger des principes volatils, ou plutôt que ces principes volatils peuvent facilement penetrer dans les pores de l'aqueux, & par conſequent lui communiquer des proprietés relatives ; ils avancent que cette liqueur phlégmatique ne peut être impregnée que de la vertu de la nature & de la craſſe des mineraux & des metaux, où il n'y faut pas chercher la corporeité ou la matiere ; mais ſeulement la vertu & l'impreſſion. Il faudroit ainſi être bien ignorant pour aſſurer qu'il y eut des mineraux & des metaux entitativement & materiellement dans les Eaux minerales, ſoit froides ou chaudes ; tellement que par l'analiſe on pourroit les manier & les peſer. Ce dogme doit être admiſſible ; mais il ne doit point exclure la realité des mineraux & des metaux diſſouts de quelle maniere que ce ſoit ; puiſque ce ſeroit nier une choſe auſſi claire que deux & deux font quatre : j'avoue que c'eſt particulierement de cette ſpirituoſité de ces exhalaiſons ſubtiles & penetrantes, que les

Eaux minerales tirent leur plus grande force ; puiſque c'en eſt l'ame, le principal agent & le conſervateur ; mais il ne faut pas nier l'entité des autres principes, qui n'y ſont pas inutiles : mais qui relevent de beaucoup leurs proprietés & leurs effets.

* * * * * * * * * * * * * * * * * * * *

PARAGRAPHE III.

MOnſieur Chrouët à la pag. 54, avance que cette Rubrique du Pouhon étant miſe au creuſet avec du ſalpetre ne detonne pas, comme celle des autres Fontaines, & que même étant ſeul elle n'éteincelle pas ; mais elle exhale ſeulement une eſpece de fumée ; qui ſent le Fer ; ce qui eſt d'abord un préjugé qu'elle en eſt toute compoſée ; mais à l'aproche de l'Aimant, de quelle maniere qu'elle eut été préparée, elle ne fait aucun mouvement ; ce qui eſt d'autant plus étonnant, qu'en un inſtant elle noircit très-fort la décoction de galles. Il dit enſuite pag. 58 que c'eſt comme une imperfection par rapport au fer tel qu'il doit être la prive d'une de ſes plus grandes prerogatives, qui eſt de ſimpatiſer avec l'Aimant : car c'eſt une neceſſité pour être du mars parfait, que le tiſſu de ſes élemens ſoit tellement ſerré, qu'il n'y ait aucun vuide, dans lequel l'air ou quelque autre corps étranger puiſſe ſe loger.

Sans me mettre en peine des manieres que ces ſavans Médecin & d'autres ont ſuivies voici la mienne: je prends quelques onces de cette Rubrique, je la degage de toutes ſes parties étrangeres, je la mets dans un creuſet proportionné ſans aucune addition; je l'expoſe à un feu à ſouflets, je continue ce feu juſqu'à ce que cette matiere ferrugineuſe ſe fonde, je la laiſſe refroidir, je l'expoſe à l'Aimant, & à l'inſtant il l'attire à ſoi.

Pour prouver la preſence du vitriol de mars dans le Pouhon

& autres ſources, je pourrois avancer les expériences ſimples, que l'on fait avec des noix de galles, &c. les changemens qui s'y montrent, le gout & la ſenteur; mais on ne prendroit tout cela que pour des probabilités; il faut donc de vraies démonſtrations.

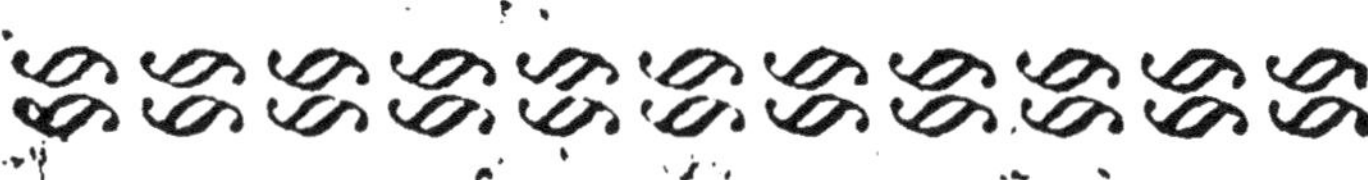

Paragraphe IV.

Monſieur le Doct. Springſfeld vint à Spa il y a quelques années, où il eut l'honneur d'accompagner Monſieur le Baron de Zeeck. Comme il étoit curieux de ſavoir quels ingrédiens ſont concentrés dans nos Sources minerales, nous fimes ensemble des expériences simples, qui donnoient à la vérité des probabilités de la presence du vitriol de mars ; mais comme elles ne contentoient par ce savant & curieux scrutateur de la nature, je lui dis qu'il falloit tenter une autre voie, que j'avois deja suivie avec feu notre Apoticaire Limbourg ; nous primes donc vingt livres de Pouhon, nous y fimes dissoudre quatre onces de vitriol de mars, dont j'avois bonne provision, après l'évaporation & la cristallisation, nous trouvames qu'il y avoit une augmentation de deux dragmes & demie de vitriol : après cette évaporation de vingt livres de Pouhon , nous trouvames dans tout le residu sec en fer, en sel, en selenites & alcali, 120 grains; hors de ce residu il faut décompter l'augmentation de deux dragmes & demie qui font 150 grains. *Vid.* Springsfeld *iter med. ad Thermas Aquisgranenses & Fontes Spadanos*, *Lips.* 1748. pag. 71.

Ces expériences prouvent clairement qu'il y a entativement & materialement des mineraux & des metaux dissout d'une certaine maniere dans le Pouhon & autres sources, à savoir, du fer, du sel, des selenites & du vitriol de mars, l'acide abandonne le metal, s'allie & ſe combine à l'alcali ; par cette conjonction, il ſe fait un ſel à peu près comme le tartre vitriolé ; par & pendant la génération ou formation de ce nouveau ſel, le fer diſſout auparavant par l'acide, ſe precipite en forme de poudre jeaune.

PARAGRAPHE V.

MR. le Docteur Chrouet avance que le tiſſu des élemens d'un mars parfait, doit tellement être ſerré, qu'il n'y ait aucun vuide, dans lequel l'air ou quelque corps étranger puiſſe ſe loger. La décompoſition par un eſprit acide d'un petit morceau de metal prouve le contraire : on voit pendant la ſolution & l'union de cet eſprit avec le metal une infinité de petites bulules ſe montrer & s'exhaler auſſi long-tems que des corpuſcules acides s'accrochent à un metal ; auſſi ſouvent l'air logé dans ſes inſtertices en ſort, ne pouvant conſerver l'équilibre, & d'ailleurs ne trouvant aucun obſtacle : voilà probablement de la maniere que cette infinité de bulules ſe forme dans toutes les ſources minerales de Spa, leſquelles bulules cependant ne ſont pas purement & ſimplement aëriennes, puiſqu'elles ne ſauroient ſe ſoutenir un ſi long-tems ; il faut donc bien qu'elles aient un lien. Les ſentimens des Auteurs ſont partagés touchant la production ou formation de ces bululles, les uns les regardent comme purement aëriennes, les autres au contraire comme des effluences ſpiritueuſes minerales, ou ſi vous voulez, comme l'eſprit de ces Eaux : ſi on fait attention à leur conſtance ou durée ; ſi l'on conſulte en même-tems la ſenteur qu'elles donnent par leur dilatation, on ſera convaincu qu'elles ne reconnoiſſent pas ſimplement l'air pour leur auteur, & qu'il faut qu'elles aient un lien & un coadjuteur, tant pour

pour leur ſoutien, que pour l'odeur qu'elles impriment & laiſſent aſſez long-tems après elles. Ce lien ne peut être pour des raiſons ſuffiſantes; que quelque choſe de gras ou de ſulphureux : or comme on ne ſauroit nier (puiſqu'il ſera prouvé) la preſence d'un eſprit acide ſulphureux mineral ou métallique dans ces Eaux, on peut avancer que ces bululles ſont formées par l'air combiné à cet eſprit mineral, & que l'équilibre ne pouvant y être conſervé; ou la force de l'un ſurpaſſant celle de l'autre; il faut de neceſſité que l'un abandonne l'autre, ſans la perte entiere cependant de tous les deux ; puiſque le principe ſulphureux le plus fixe abandonné de l'aërien, ſe reunit ſur la ſuperficie de l'eau & forme cette crême ou pelicule bigarée ; le plus ſubtil & le plus volatil au contraire s'allie inſenſiblement au ſel alcalin, par où il devient un ſel neutre. Ainſi outre ces trois ingrédiens concentrés dans le Pouhon, auſſi-bien que dans les autres Sources, mais modifiés & reſtrictivement, il y faut chercher cet eſprit vitriolique ſulphureux, qu'il faut tenir pour l'ame ou le premier conſervateur de ces Eaux, bien différent cependant de celui du ſoufre commun.

Cet eſprit ne ſe perd point entierement par la décompoſition des bululles ; mais il s'inſinue à proportion de ſa quantité & de ſes forces dans la matiére alcaline; d'où la formation d'un ſel moyen provient, de ſorte cependant qu'une partie ſe perd avec l'air.

Auſſi long-tems que cet eſprit n'eſt point allié à la matiére alcaline ; auſſi long-tems ces Eaux conſervent leurs forces; mais lorſque de ces deux il s'en eſt fait un ſel neutre & que tous les corpuſcules metaux ne pouvant plus être ſoutenus par l'acide ſulphureux , par lequel ils ont été auparavant diſſous ſe precipitent, alors l'eau par la combinaiſon de l'acide avec l'alcali & par cette précipitation, perd ſa qualité & ſa force minerale ; ce qui arrive dans l'eſpace de douze à vingt-quatre heures, à proportion du degré de chaleur ou de froideur : mais remarquez s'il vous plait, que cette Eau minerale, c'eſt-à-dire, le Pouhon, pour cet effet, doit être expoſée à l'air libre ; cela va autrement, lorſqu'elle eſt bien conſervée & preſervée autant que poſſible de l'air exterieur ; dans ce cas elle peut ſe conſerver pluſieurs années, & même paſſer & repaſſer la ligne ſans beaucoup d'alteration. L'air combiné à cet eſprit ſulphureux ne trouvant preſqu'aucun vuide extérieur, reſte auſſi long-tems ſon maître, qu'il eſt en mouvement; mais lorſque ce mouvement; interieur ne peut plus ſe continuer par une raiſon naturelle, l'eau n'eſt plus minerale que par les principes groſſiers.

L'air exterieur ne pouvant agir ou preſſer l'interieur, le mouvement n'en eſt pas ſi violent, parce qu'il n'eſt ni ſi agité, ni ſi troublé, que lorſque l'eau eſt expoſée à l'air libre, lequel ne lui donne qu'autant de repos que l'équilibre peut ſe conſerver entre ces deux corps; & voilà la raiſon pour laquelle le Pouhon dans des bouteilles bien bouchées &

bien conditionnées conserve plusieurs années ses forces spiritueuses.

****

Paragraphe VI.

SI le gout, la senteur du vitriol de mars, sa presence par son augmentation, ne sont pas des preuves suffisantes pour la prouver, en voici d'autres qui convaincront de la realité de ce principe sulphureux vitriolique martial concentré dans les unes & les autres Sources.

Faites dissoudre du vitriol de mars proportionnement dans de l'eau commune, versez-y quelques goutes d'esprit acide de soufre ou de vitriol; & vous aurez une eau minerale, qui aura à peu près le gout & la senteur des eaux minerales aciduleuses, mais qui ne produira jamais, bien s'en faut, les effets des naturelles; ou bien prenez du fer recenment dissout par l'esprit de vitriol ou de soufre, versez là dessus avec proportion de l'eau commune & ajoutez-y quelque peu de sel de Glauber, & vous aurez une eau minerale artificielle, qui approchera de beaucoup pour le gout & la senteur des naturelles.

Autre démonstration à laquelle on ne pourra rien trouver à dire, & cela par la simple diſtilation du ſel mineral ; par laquelle ou aura un eſprit ſulphureux volatil mineral, par lequel avec le fer on en pourra de nouveau faire du vitriol de mars, & par où on pourra & on peut facilement prouver tous les effets & toutes les operations de cet eſprit.

Diſtilez par une retorte de verre une portion de ce ſel mineral recent, & vous verrez qu'il abandonnera la plus ſubtile partie de l'eſprit acide, lequel, comme un eſprit le plus volatil vitriolique ſulphureux, forcera & tranſpirera pendant la diſtilation, outre les jointures & les lutations, & viendra dans le recipient, lequel eſt le vrai eſprit de l'eau minerale.

PARAGRAPHE VII.

QUand bien Monſieur le Docteur Chrouët auroit diſtilé cent fois pluſieurs mille livres d'Eaux minerales des unes & des autres Sources, il n'en auroit pû avoir un ſeul grain de vitriol ou une ſeule goute d'eſprit. Je ſuis ſurpris qu'un homme tel que Monſieur Chrouët, qui paſſoit pour ſavant, & qui en effet l'étoit, fût ſi peu inſtruit dans la Chymie; ne devoit-il pas ſavoir qu'un eſprit vitriolique ſulphureux volatil, étant diſperſé dans le volume de l'eau où bonne portion de ſubſtance alcaline ou ſel alcalin ſe trouve, ne ſauroit être condenſé & raſſemblé par la chaleur? puiſque bien loin d'empêcher l'alliance & la combinaiſon de l'acide & de l'alcali, elle l'avance par-là, tellement qu'au lieu de ſe deſembarraſſer pour paſſer par la diſtilation, il s'unit de telle ſorte avec l'alcali, qu'à moins de tirer de ces deux ingrédiens combinés enſemble, un ſel, il eſt impoſſible de retirer l'eſprit diſperſé dans le volume de l'eau. Voici ſon raiſonnement, page 69. Je paſſai, dit-il, de l'évaporation à la diſtilation pour tâcher de rendre ſenſible & de decouvrir la nature de cet eſprit, que l'on regarde comme leur ame, & à qui on attribue la force de faire bouillir les Eaux par une ſimple tiedeur, d'enivrer ceux qui en boivent pluſieurs verres, de caſſer les bouteilles, lorſqu'on les bouche immediatement après les avoir emplies, & de faire ſauter l'eau avec impetuoſité hors d'une bouteille en la débouchant ſubitement, après l'avoir bien agitée: quant aux effets qu'il rapporte, il en accuſe juſte, mais il n'en dit point la cauſe, laquelle n'eſt autre que l'air allié à l'eſprit mineral, tous deux claſtiques. Pour executer, dit-il, enſuite d'autant mieux ce dessein, il fit faire des cucurbites de verre assez larges & épaisses, hautes d'environ deux pieds, recourbées en demi cercle depuis le milieu jusques au bout, lequel il fit seller hermétiquement; de sorte qu'elles n'avoient de communication avec l'air que par un tuyau, de la même matiere, qu'il avoit fait placer à quatre pouces de leur base lequel s'élevoit trois pouces en dehors: ce fut par ce tuyau qu'il fit entrer de l'eau du Pouhon dans une de ces cucurbites, jusqu'à deux pouces au-dessus de son insertion; afin que la surface de la grosse colonne d'eau, qui occupoit une partie de la courge ſe trouvant élevée au-deſſus du niveau de cette inſertion, les eſprits qui s'en enleveroient fuſſent tous contrains de ſe porter vers le recourbement; & pour empêcher auſſi que la petite colonne d'eau, qui étoit dans le tuyau, ne perdît ſes eſprits, il eut ſoin de mettre dans ſon petit eſpace vuide un bon bouchon, que l'on couvrit & ſerra en dehors avec pluſieurs doubles de veſſie liés par-deſſus. Les choſes étant ainſi diſpoſées, il mit la cucurbite dans de l'eau tiede, qu'il entretint dans ſa tiedeur, juſques à ce que la minerale, qui étoit dans la cucurbite eût acquis le même degré de chaleur; alors on la vit bouillonner comme ſi elle avoit été expoſée ſur le feu ; mais cela ne dura pas long-tems, parce que tout d'un coup le verre ſe briſa avec tant de force, que les pieces en furent pouſſées à quatre pas delà. Ce phénomene l'ayant convaincu de l'exiſtence & de la force des eſprits, il crut que pour les obtenir, il falloit avoir recours à un diſtilatoire qui pût reſiſter à leur impetuoſité. Il fit donc faire une cucurbite d'étain, qui ne differoit de celle de verre qu'en ce qu'elle étoit beaucoup plus grande, & qu'au lieu de recourbement pour y recevoir les eſprits, il y avoit fait adopter un gros chapiteau avec un bec aveuglé, long & ſpacieux, qui ſervit de recipient. Le tuyau planté à quatre pouces de la baſe, étoit auſſi le ſeul endroit, par où on y pouvoit faire entrer quelque choſe, ayant eu grand ſoin qu'on ſoudât tellement le chapiteau avec la courge, qu'il ne reſtât pas la moindre onverture. Avec ce diſtilatoire il fit la même épreuve avec la Geronſter; de ſorte qu'après la diſtilation de quatre heures, il parut un phénomene qui exerça fort ſa curioſité: c'eſt qu'entre ce bouchon & la veſſie ainſi liée & redoublée par-deſſus, il ſe vint loger une aſſez grande quantité d'eſprits, qui tendit ſi fort la vessie, qu'il attendoit à tout moment de la voir crever; & qui continua de la même sorte, malgré le refroidissement qu'on procurât à la machine en la plongeant dans le puits; enfin il perça le bout du chapiteau avec un petit stilet, d'où il sortit environ deux onces de liqueur, que l'on recueillit dans une bouteille : mais comme les dernieres goutes passoient, voici cet esprit, qui s'étoit logé entre le bouchon & la vessie, qui repasse non-seulement sous le bouchon, mais qui descend aussi au travers de cette petite colonne d'eau contenue dans le tuyau, & ensuite franchissant plus de

trois

trois pouces de la groſſe colonne d'eau, qui étoit dans la courge, va ſe porter en haut du chapiteau, & delà paſſe avec un grand ſifflement au travers du petit trou qui étoit fait au bec du chapiteau; il n'avoit ni gout ni ſenteur, & il y a tout ſujet de croire que c'étoit l'air enfermé dans ces corpuſcules que l'on vit floter dans l'eau, & qui ſentant un peu de chaleur, ſe met en mouvement & briſe ſes priſons. Monſieur le Docteur Chrouët accuſe juſte, que c'étoit l'air abandonné de l'eſprit: je rapporte tout au long cette diſgreſſion, qui vient fort à propos à mon ſujet, pour faire voir les peines qu'il avoit priſes, & l'exactitude qu'il avoit eue pour avoir cet eſprit ; mais inutilement, parce qu'il cherchoit cet eſprit dans tout le volume de l'eau, au lieu de le chercher dans le ſel : il vint à la liqueur diſtilée, qu'il avoit recueillie dans une bouteille ; elle avoit, dit-il, une amertume deſagréable & une ſenteur de ſoufre très-forte, il lui ſemble qu'on pourroit dire que c'étoit tout le ſoufre en abregé, que vingt-quatre livres d'eau contenoit : enfin il avoue qu'il eſt convaincu par toutes ces expériences que c'étoit de l'air & non des eſprits inflam̃ables. Pour ce qui eſt de l'abregé du ſoufre, il ſe meprend, quioique ce qu'il avance dans d'autres points ſoit juſte. Cette amertume & cette ſenteur ne provenoient point du ſoufre ; mais de la mine ou de quelque autre matiere étrangere brulée, comme je pretens de le prouver. Il étoit cependant en bon chemin, & il avoit trouvé la Pie au nid s'il avoit ſû la prendre, puiſqu'il dit, qu'en voulant rectifier de l'eſprit de vin dans cette même cucurbite, il entraina avec lui, c'eſt-à-dire, l'eſprit de vin par l'ouverture qu'il fit au bec du chapiteau, un ſel blanc & doux, comme eſt le ſel de ſaturne ; qui ne pouvoit avoir été formé que par l'acide volatil de l'eau minerale. Il eſt certain que ce ſel provenoit de l'eau minerale, quant à ſa ſubſtance, mais non quant à ſa douceur, puiſque ce ſel avoit été dulcifié par l'eſprit de vin & par la matiere de la cucurbite : c'eſt ce que tous les Apprentifs en Chymie ſavent : la plus grande partie de ce qu'il avance depuis la page 79 juſqu'à la pag. 89. ne ſont que de belles & ſavantes ſpéculations bien arrangées.

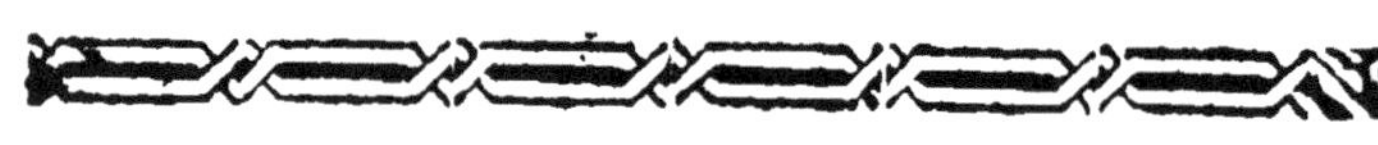

Paragraphe VIII.

Reſte à prouver qu'on ne ſauroit par la diſtilation de ces Eaux minerales, en tirer aucun eſprit.

Diſtilez tant qu'il vous plaira & de quelle maniere vous voudrez de l'eau minerale des unes & des autres ſources de Spa, vous n'en tirerez ni à la premiere, ſeconde, troiſieme, &c. diſtilation qu'une liqueur ſans gout acide & ſans ſenteur ſulphureuſe : ne vous trompez cependant point par ce gout & cette ſenteur pareille à celle d'une choſe brûlée ; ce qui n'a aucun rapport ni à l'acide, ni au ſulphureux : ou bien faites bouillir de cette eau minerale dans un recipient, dont l'embouchure ſoit bien étroite, auſſi long-tems que vous voudrez ; vous n'y decouvrirez par l'odorat aucune ſenteur ou d'un acide ou d'un ſulphureux; cet eſprit eſt bien different de celui du ſoufre commun.

Le même pag. 87 dit qu'il y a dans la Geronſter un ſoufre métallique. Il eſt peu de ſources minerales froides où l'on puiſſe réellement démontrer un ſoufre métallique; on a beau dire que dans une telle Source minerale froide, il y a une telle ſorte de ſoufre métallique; c'eſt ce qui eſt facile à dire, mais difficile à prouver.

On ne decouvrira aucune marque réelle d'un ſoufre métallique ou mineral vitriolique dans les Eaux minerales de Spa ſi ce n'eſt par la réunion des parties ſeparées de l'eau, comme cela eſt déja démontré par la diſtilation de leur ſel.

Il eſt peu de ſources minerales froides où l'on puiſſe auſſi démonſtrativement prouver l'exiſtence d'un ſoufre métallique, d'un vitriol de mars, d'un eſprit vitriolique ſulphureux que dans celles de Spa & dans celles de Pyrmont : il n'y a preſqu'aucune difference entre celles-là & celle du Pouhon : voyez la belle diſſertation inaugurale *de Aquis Spadanis*, *Leyde*, 1736. de feu M. le Docteur de Preſſeux. Toutes les expériences, quant à la démonſtration des ingrédiens concentrés dans les Eaux minerales de Pyrmont, peuvent également ſe faire à l'égard du Pouhon; je n'y trouve qu'une ſeule difference, qui eſt, que e principe vitriolique martial ne paroit pas être ſi doux que celui du Pouhon; c'eſt pour cette raiſon que les perſonnes attaquées de la poitrine, ne font point uſage du Pouhon, mais de la Geronſter, où ce principe, quoique plus abondant, eſt plus temperé & mieux proportionné.

Comme il eſt peu d'Eaux minerales froides telles que celles de Spa & celles de Pyrmont, il en eſt auſſi peu de minerales chaudes, comme celles d'Aix-la-Chapelle, où l'on puiſſe ſi palpablement montrer le ſoufre modifié de pluſieurs manieres, & je ne crains point d'avancer que celles d'Aix-la-Chapelle & celle de la Geronſter ſont deux oiſeaux bien rares.

On fait tous les jours de nouvelles decouvertes ; mais il eſt fort à craindre qu'on n'en fera point de pareilles. On ne fera jamais acroire aux clair-voyans qu'une pierre brute ſoit un diamant ; que la verité triomphe & que l'envie & la jalouſie ſoient foulées aux pieds. Si on decouvre une ſource où il y eut quelque apparence de quelque mineral, vingt plumes ſeront achetées pour les priſer, & autant de perſonnes pour le moins à y chercher les ſubſtances minerales ou métalliques, qui n'exiſtent que par ſouhaits.

Ni les Eaux minerales de Pyrmont, ni celles de Spa, ni celles d'Aix-la-Chapelle, n'ont beſoin d'aucune recommandation ; leur renommée eſt ſi bien établie depuis bon nombre d'années, ſoutenue par une pareille expérience, que ce ſeroit les louer, que de les blâmer.

Si j'ai écrit des Eaux Thermales d'Aix-la-Chapelle, ſi j'écris preſentement encore des Eaux minerales de Spa, ce n'eſt pas à deſſein de les faire valoir au de-là de ce qu'elles meritent; mais comme on conteſtoit aux premieres des ingrédiens qu'elles contiennent réellement, & qu'on met en doute, ou plutôt qu'on n'a juſqu'à preſent point encore prouvé demonſtrativement le vitriol martial & ſon eſprit dans les unes ou les autres ſources de Spa, j'ai cru qu'on ne me ſauroit pas mauvais gré de rendre publiques mes petites decouvertes & d'avoir fait une application des ingrédiens concentrés, dans les unes & les autres Sources; d'où relativement & preferablement l'une ou l'autre conviendroient pour la guériſon de certaines maladies. Voyez le Traité des Eaux minerales de Pyrmont, imprimé à Hannover & Pyrmont, 1750. par le ſavant & exact Docteur Seip., Conſeiller de la Cour de Waldeck, Membre des Societés Royales de Londre & de Berlin; comme auſſi la ſavante diſſertation inaugurale de Monſieur ſon Fils, *de Spiritu & ſale Aq. mineral. à Gotting*, 1748. & le Traité du ſavant & ingenieux Docteur Springsfeld, Phiſicien & Médecin de la Cour de Weiſſenfels, Membre de la Societé Allemande de Leipſig, ſur les Eaux Thermales d'Aix-la-Chapelle & ſur les Fontaines minerales de Spa; comme auſſi celui ſur les Eaux de Carlsbade, Leipſig, 1749. Je n'aurois point penſé à diſtiler le ſel mineral, n'étoit que faiſant quelques expériences avec du ſel par rapport à celles que je devois faire des Eaux Thermales d'Aix-la-Chapelle ; je trouvai après la diſtilation des fleures ſulphureuſes attachées au col de la retorte ; ce qui m'a donné des lumieres pour faire de nouvelles épreuves ſur les Eaux de Spa, & qui m'ont reuſſi : vous pouvez voir mon Traité ſur leſdites Eaux Thermales, page 277. imprimé l'an 1749.

PARAGRAPHE IX.

SI cependant vous n'êtes point convaincu par la diſtilation du ſel mineral, duquel on tire un eſprit très-volatil vitriolique ſulphureux de la preſence d'un ſoufre métallique dans les Eaux de Spa preferablement dans les unes aux autres, prenez garde à une matiere noire qui ſera attachée au col de la retorte, & vous y decouvrirez réellement & ſuffiſanment du ſoufre, ce qui vous convaincra de ce que j'avance; c'eſt en quoi vous ne ſauriez vous tromper, pourvu que vous ayez une portion ſuffiſante de ce ſel mineral bien pur & bien net, par exemple, un à deux quarts de livre, & que vous ſachiez bien gouverner les degrés de votre feu, & pour vous convaincre encor davantage, rempliſſez une chaudiere contenant dix à vingt ſceaux par exemple, d'Eau de Pouhon, faites-la évaporer, recueillez-en le ſel, purifiez-le, ſechez-le, & faites-en de la maniere annoncée, & je vous promets que vous en tirerez un eſprit vitriolique ſulphureux & un ſoufre formel métallique.

PARAGRAPHE X.

JE prevois qu'on va me faire une objection touchant l'augmentation du vitriol de mars, à savoir, qu'il a augmenté de pesanteur par l'eau ou par l'air; mais qu'on fasse une semblable expérience avec de l'eau commune distilée, pour voir si l'on y trouvera de l'augmentation. Le vitriol est un métal dissout, ou si vous voulez un sel; il peut être reuni & même reduit en ce métal, d'où il vient, il peut se joindre & rassembler les corpuscules vitrioliques & imperceptibles dans une eau, mais il n'y en a point;

au

au lieu d'augmenter de poids, il en diminuera : quoiqu'il ſoit facile à démontrer que le fer ou le mars peut être changé en vitriol par l'eſprit ſulphureux ou par l'acide univerſel, il y a un eſprit mineral dans la terre ou dans les mines, comme dans les ferrugineuſes ; cet eſprit attaque & ronge le fer, & ſelon & autant que ſes forces le lui permettent ; il en fait ou change en vitriol de mars : ce fer étant diſſout par cet eſprit, une eau à portée s'en charge & les entraine : s'il ſe trouve dans cette eau un alcalin, l'acide mineral ou martial vitriolique abandonnera la partie métallique, ſe ſaiſira & s'unira avec l'alcali : de là se fait un sel selon la quantité & la qualité de l'alcali & de l'acide ; or comme c'est dans ce sel que l'esprit mineral tel qu'il soit, est caché, c'est aussi là qu'il le faut chercher, quoique la terre métallique abandonnée & precipitée ne soit point destituée de principes mineraux ou métalliques.

****

PARAGRAPHE XI.

CEt esprit mineral accroché aux corpuscules ferrugineux ou martiaux ne s'en detache ni si facilement, ni aussi dans un espace de tems limimité ; ce qui depend de la constitution de l'air exterieur. Il a été dit que ces bululles se forment par le moyen de l'air combiné & allié à l'esprit vitriolique martial sulphureux; lorsque donc ces bululles viennent à crever & à se delater par la suite du tems, il faut de necessité qu'il se fasse un changement à l'égard des corpuscules aqueux & par consequent un autre mouvement, pendant tout le tems que ces bululles de tous les côtés prenant leur effort vers le haut pour se debarrasser de leur lien; l'esprit mineral accroché aux corpuscules martiaux, qui les soutenoit, les abandonne insensiblement & s'unit aux parties alcalines & salines à proportion de leur tiſſure ſerrée ou poreuſe ; delà l'eau minerale perd ſa ſenteur, ſon gout & ſes forces.

L'eſprit mineral uni à l'alcali n'eſt cependant point perdu ; car plus de tems a-t'il pour y fixer ſa demeure, plus difficile eſt ce qu'il eſt de l'en tirer, & à moins que de ſe ſervir outre la force du feu, d'une addition de quelque matiere graſſe, on ne ſauroit l'en tirer ; c'eſt ce qui neanmoins n'eſt pas neceſſaire à l'égard de notre ſel mineral, où un ſulphureux y eſt concentré : mais dira-t'on, puiſque l'eſprit mineral n'eſt point perdu, à quoi bon prendre tant de precaution à bien boucher & munir les bouteilles ?

Le principe ou élément aërien allié à l'esprit mineral, ne se trouvant lié que legerement s'échappe aussi facilement, ne trouvant point d'empêchement insurmontable ; puisque la force de l'air exterieur ne pouvant garder l'équilibre, ou étant plus foible que l'interieur qui est secondé par l'esprit mineral, auquel il est marié, il faut absolument qu'il cede ainsi l'interieur a sa liberté outre que l'air interieur & exterieur pouvant agir reciproquement l'un sur l'autre & l'un contre l'autre il se fait par cette action & reaction un mouvement plus violent dans l'eau, de sorte que l'eſprit mineral a le tems de quitter la compagnie de corpuſcules ferrugineux ; ainſi afin d'empêcher autant qu'il eſt poſſible, que cet eſprit aërien composé ne ſe diſſipe, il faut bien boucher & bien conditionner les bouteilles remplies de cette eau. L'air exterieur alors ne pouvant agir que fort foiblement ſur l'interieur qui touche au bouchon, il s'y fait un mouvement plus regulier & moins violent ; de ſorte que l'eſprit mineral reſte plus long-tems accroché aux corpuſcules martiaux, & l'aërien ſe conſerve également plus long-tems : ainſi l'eau minerale gardera ſes forces à proportion que l'un & l'autre de ces esprits seront conservés ensemble; mais pendant que l'esprit aërien peu à peu se dissippe, l'autre pareillement se laisse aller, quitte sa compagnie, n'ayant plus de soutien & s'allie à l'alcalin.

Paragraphe XII.

Par l'évaporation d'eau de l'une ou de l'autre source, on en a une quantité proportionée de sel, par la distilation on en tire un esprit sulphureux mineral volatil & en même-tems un soufre formel métallique ou mineral : à quoi je prévois que l'envie ou la jalousie ſera peut-être dire que cet eſprit n'eſt pas un ſulphureux métallique ou martial vitriolique, mais un ſalin, qui peut avoir quelque apparence de ſenteur & de gout de ſoufre, ce que l'on doit attribuer à la rotiſure du ſel; quoique le gout, la ſenteur & les effets de cet eſprit ne peuvent être attribués qu'à une ſubſtance réellement ſulphureuſe métallique, je répondrai à l'objection ſuppoſée en mettant la choſe hors de toute doute. La production du vitriol provient du regne ſouterain, à ſavoir, quand la chaleur ſouteraine telle qu'elle ſoit opere dans le ſulphureux, lequel étant ſubtiliſé par-là & ſe joignant à du fer ou à du mars il se fait par cette conjonction un vitriol martial ; c'est ce que la Chymie prouve par la décomposition du vitriol. Il n'est pas difficile à avoir un vitriol artificiel : qu'on prenne de l'eau de pluie ou de l'eau commune distilée ; qu'on la mêlange à proportion avec de l'esprit de soufre, & ensuite qu'on en arrose le fer, & on en aura un vitriol de mars. On n'a pas besoin d'autres expériences pour prouver que le vitriol contient du soufre, & par consequent que l'esprit vitriolique que l'on tire par la distilation du sel de ces eaux minerales, est réellement un mineral sulphureux ; sa base ou son premier principe est ainsi le soufre.

Autre preuve : prenez de l'esprit de vitriol, versez-là dessus par inclination, de l'huile de Therebentine ; distilez le tout dans une retorte de verre, & vous aurez du soufre, qui sera attaché au col de la retorte ; où il est évident que l'esprit de vitriol, quoiqu'il soit une liqueur distilée que l'on peut admettre comme un sel attractif, est une substance ou matiére composée & qu'il contient non-seulement du sel, mais aussi du soufre, lequel est aussi un corps composé ; de plus il possede un principe métallique, où il entre un esprit ſulphureux acide. Vous pouvez decouvrir dans le vitriol une ſubſtance métallique & une ſulphureuſe acide, volatile.

Une troiſieme objection qu'on pourroit faire, eſt, que le ſoufre eſt lui-même un composé d'une matiére graſſe unie & combinée par & avec l'acide nuiverſel ; à quoi on pourroit repondre & demander à ſon tour, d'où l'acidité du ſoufre provient, & comment & d'où l'air s'en peut charger ; il faut bien alors avoir recours à l'univerſel moteur & principe ſalin ou acide volatil, lequel donne & diſtribue à tous les metaux & mineraux leur acidité, laquelle modifiée ſelon la matiere à laquelle elle s'eſt jointe & incorporée.

L'application que l'on peut préſentement faire avec cet eſprit vitriolique martial ſulphureux, diſtilé & tiré du ſel mineral, s'annonce elle-même; ainſi il ne me conviendroit point de vouloir enſeigner l'A B C à ceux qui ſavent lire & écrire.

PARAGRAPHE XIII.

CEux qui ſouhaitent de s'inſtruire ou de connoître & diſtinguer les ingrédiens acides ou alcalis dans nos ſources minerales & dans d'autres acíduleuſes ſans ſe donner que fort peu de peine, & ſans avoir besoin d'avoir recours au feu ; n'ont qu'à faire l'expérience suivante, qui est une des plus simples & des plus faciles, & qu'il trouvera tout au long annoncée dans les Memoires de Breslau, de la nature & de l'art dans les pieces Chymiques, de l'année 1723, au mois d'Avril page 445. cette expérience montre bien clairement s'il y a de l'acide ou de l'alcali dans quelqu'eau, mais non pas sa qualité. la lackmus est une couleur connue auprès des marchands materialistes, laquelle est un peu plus claire que l'indigo. Si vous versez sur cette matiere de l'eau commune bien pure, vous en aurez une tinture de violette bleue ; elle differe cependant par l'effet du ſyrop de violette, quoiqu'elle ait une ſemblable couleur : elle ne devient point verte avec un alcali, mais elle reſte bleue ou bien un tant ſoit peu bleue : avec les acides au contraire ou même avec les moyens ſels, elle ſe fait rouge; en un mot elle montre fidelement & ſimplement s'il y a un acide ou non : & quand on prendroit un mêlange ou une mixture où il y auroit dix parties d'alcali & une ſeule acide, elle donnera cependant toujours une couleur rouge, comme on peut connoître par la Lackmus, s'il y a un acide dans une liqueur;

on peut auſſi au contraire ſavoir par le ſyrop de violettes, ſi l'acide predomine ſur l'alcali, ou l'alcali ſur l'acide.

La Lackmus eſt une compoſition faite avec des couleurs bleues tirées des ſucs de fleurs bleues, comme de framboiſes de bois & d'autres ſemblables, precipitées par la chaux, la leſſive de potache & autres ſels. La compoſition s'en peut faire de pluſieurs manieres.

Comme il entre dans cette couleur bleue differens ingrédiens, ainſi elle promet une expérience ou un eſſai alternatifs, lorſqu'on veut s'aſſurer de la predomination de l'alcali ou de l'acide dans quelque eau minerale; on ſait par l'expérience, que les couleurs bleues deviennent rouges par l'acide, & par l'alcali vertes.

La Lackmus a quelque choſe de particulier ſur les autres couleurs, pour devenir facilement rouge, diſſoute dans de l'eau commune ſans aucune addition; ſi on l'expoſe dans un verre contre le ſoleil ou contre une chandelle allumée, elle paroit déja en elle-même rouge; ſi on la détrempe dans de l'eau de l'une ou de l'autre Source minerale de Spa, il ſe montre à l'inſtant une couleur pourpre; ſi on y détrempe au contraire de la pierre de Bleu, elle montre une couleur verte de mer.

La couleur rouge ſubſiſte auſſi long-tems dans les Eaux minerales de Spa, & à proportion dans l'une ou l'autre ſource & diverſement, que l'acide y réſide, après le tranſport duquel elle reprend ſa couleur bleue comme dans l'eau commune : la couleur verte au contraire reſte preſqu'immuable : la couleur pourpre dans le Pouhon reſte conſtante pendant trois, quatre ſemaines; dans la Geronſter elle ne ſubſiſte que environ vingt-quatre heures.

La couleur pourpre prouve dans ces Eaux minerales qu'elles contiennent un principe acide, & la verte de l'alcali, qui ne peut ſe tranſporter comme le premier ; puiſque d'ailleurs c'eſt une choſe bien certaine que l'alcali predomine dans toutes les Eaux minerales de Spa, du plus au moins. Tous les Auteurs qui ont écrit particulierement de ces Eaux [quoique fort louables] n'ont avancé que de probabilités touchant le vitriol de mars, l'eſprit ſulphureux vitriolique ; j'aurois pu encore avancer pluſieurs autres expériences Chymiques à ce ſujet ; mais comme je ne me ſuis propoſé que d'écrire un petit abregé pour demontrer les principaux ingrédiens qui caracteriſent les unes & les autres ſources & qui d'ailleurs ne prouveroient toujours que la même choſe, la matiere demande pour ne point ennuyer le Lecteur ; que j'expoſe en raccourci les ingrédiens de chaque Source, par où il pourra juger des differences des unes & des autres Sources, & enſuite que je rapporte en general dans quelles maladies celle-ci, ou celle-là ſeroit recommandable.

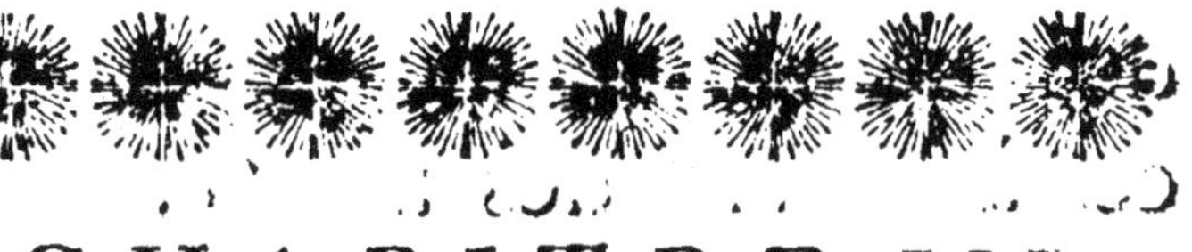

CHAPITRE III.

DU POUHON.

LE Pouhon contient ; 1 du Mars bien élaboré ; 2 un

ſel neutre; 3 du vitriol de mars; 4 un ſoufre métallique; 5 un eſprit ſulphureux acide ou vitriolique volatil & fixe; 6 de l'air combiné à cet eſprit; 7 une terre alcaline; 8 des ſelenites & probablement des pyrites. Tous ces ingrédiens ſont prouvés être dans cette Source & dans la Geronſter & la Sauveniere, modificativement; c'eſt pourquoi on peut & même on doit faire les mêmes expériences à l'égard des unes & des autres, ſi les inſtrumens de la chylification & de la reſpiration auſſi-bien que le ſiſteme du genre nerveux ſont dans un bon état ou preſque dans le naturel; le Pouhon généralement ſeroit utile dans toutes les maladies, où il faut rafraîchir & corroborer legerement & particulierement dans les affections ſcorbutique chaude ; l'hypocondriaque, la melancolique, dans la manie, l'épylepſie, & dans toutes les maladies convulſives dans un certain degré, dans les deux jauniſſes, dans certaines maladies veneriennes, dans diverſes douleurs de tête, dans toutes celles qui proviennent d'une dyſeraſie ou intemperie provenant d'un ſang acre, ſaumureux, bilieux, & auſſi dans celles où il s'agit de moderer, de reprimer l'orgaſme ou l'efferveſcence du ſang, comme dans la nephresie inflamatoire, dans la hemoptysie, dans plusieurs sortes d'hemorragies, ou écoulemens non naturels du sang, & d'exulcerations interieures & dans toutes les maladies où le foie & la rate sont affectés.

Le Poulion seroit également utile aux femmes sujettes à avorter, aux personnes qui ont été empoisonnées, à celles qui sont vexées de vers, dans la trop grande corpulence, dans les fleurs blanches, dans celles qui sont trop abondantes, dans le flux hépatique, dans les maladies de la peau, dans les coliques & tensions hypocondriaques & hysteriques, dans l'incontinence d'urine, dans le gonflement & intemperie de la matrice, dans les taches hepatiques & dans celles de la melancolie hypocondriaque, dans la palpitation de cœur, &c.

Au reſte on ne ſauroit dire que generalement dans quelles maladies le Pouhon ſeroit utile ou neceſſaire preferablement aux autres Sources, puiſque les circonſtances acceſſoires du malade ou de la maladie peuvent reculer l'uſage de l'une & demander celui d'une autre, ou l'une ou l'autre enſemble ou ſucceſſivement.

Le Pouhon par ſon principe ſalin d'une moyenne nature eſt abſterſif, digeſtif, aperitif, laxatif, &c. par ſon principe ferrugineux & vitriolique martial, il eſt abſorbant, temperant, precipitant, aperitif, corroborant, &c. par ſon principe acide ſulphureux, il reſoud les humeurs viſqueuſes opiniâtres & rebelles ; il dompte & ſubjuge les acretés bilieuſes & ſaumureuſes ; par ce même principe il modere & reprime la circulation du ſang trop active, il émouſſe les pointes des ſels acres & ſaumureux, conſerve & retablit le baume dans les parties fluides, debouche les viſceres obſtruts, guérit les ulceres interieurs, il entretient & rend auſſi poſitive, ment la crasie ou temperie naturelle aux humeurs ; c'est pourquoi on doit le placer entre les anti-cachetiques & anti-scorbutiques.

DE LA GERONSTER.

CEtte eau minerale contient 1 un sel neutre plus gras & plus piquant que celui du Pouhon, où l'alcali cependant predomine de beaucoup ; 2 un principe vitriolique martial sulfureux extrêmement sensible & volatil ; 3 du fer parfait, mais poreux ; 4 un principe aërien combiné au sulphureux acide volatil ; 5 un alcalin ; 6 un souffre formel métallique ; 7 du talc.

Si vous faites rougir de ſon ſel & que vous le degagiez entierement de l'eſprit acide volatil & de ſon principe ſulphureux, il coulera ou ſe fondra auſſi facilement à un feu mediocre que le tartre vitriolé, & il deviendra auſſi coulant & auſſi ſubtil que de l'eau; ſi vous y ajoutez quelque choſe de gras, quand il ſe fond, il ſe changera en foie de ſoufre.

L'expérience prouve que la Geronſter n'eſt nullement tranſportable, qu'elle ne peut tout au plus & encore avec perte d'une partie de ſes forces, être tranſportée au Bourg de Spa.

Ce defaut, ſi c'en eſt un,

provient de l'arrangement des parties du contenu, de ſorte qu'elles ſe mangent elles-même, à peu près comme le fer qui ronge ſon propre corps & qui ſe change en ſafran de mars cela eſt d'autant plus facile à concevoir, que comme les parties alcalines & les ſalines predominent de beaucoup ſur les acides, les alcalines abſorbent les acides, d'où il s'enſuit que cette eau perd dans peu de tems ſon gout & ſa ſenteur aciduleuſe.

Lorſqu'une matiere ſubtile métallique s'attache ou s'accroche inſenſiblement à l'acide, l'alcali prend ſa place, juſqu'à ce que par le mouvement de l'air, l'acide ſe detache du métal & s'incorpore dans l'alcali, alors il faut de neceſſité que cette partie métallique ſe précipite.

L'alcali qui predomine dans la Geronſter, ne peut cependant être ſaiſi tout d'un coup par l'acide, mais inſenſiblement, à cauſe qu'une matiere graſſe ou plutôt ſulphureuſe s'inſinue entre les inſtertices des parties ; c'eſt de quoi on peut faire l'expérience en goutant de l'eau de la Geronſter hors des bouteilles bien bouches & bien conditionnées cependant d'un jour au lendemain, & cela particulierement dans les grandes chaleurs.

Cette matiere ſulphureuſe ſe prouve en ce que, ſi l'on jette de cette Rubrique ſeche ou ſechée ſur du ſalpetre fondu, on verra clairement qu'une partie de cette Rubrique s'allumera avec le ſalpetre; ce qui ſe prouve encore plus clairement, ſi l'on prend une bonne portion de cette crême, qu'on la ſeche & puis qu'on la jette également ſur du ſalpetre fondu, il ſortira de cette matiere des étincelles bien claires, ce qui ne pourroit point ſe pratiquer avec le ſafran de mars, qui n'a rien d'inflamable.

Il a été dit que par la diſtilation d'eau minerale des unes

ou des autres Sources on n'en pouvoit tirer aucun eſprit, mais bien une liqueur qui ſent le brûlé, ce qui provient probablemeut de quelque matiere graſſe.

Une demonſtration évidente & qui ſaute aux yeux, c'eſt que par la diſtilation du ſel mineral recent on en tire du ſoufre.

S'il n'y avoit point de vitriol de mars, de ſoufre métallique ou mineral concentrés & diſſouts dans ces trois Sources minerales, comment ſeroit-il poſſible de les tirer de ce ſel? comment ſeroit-il également poſſible d'avoir & de prouver ce principe vitriolique martial ſulphureux volatil? La realité de ces ingrédiens exiſtant dans ces eaux minerales a été ſuffiſanment prouvée; la maniere de l'union ou de l'incorporation de cet eſprit dans l'alcalin n'a pas auſſi été oubliée; ainſi quels doutes, quelles objections pourroit-on maintenant avancer contre ces preuves auſſi demonſtratives que jamais la Phyſique & la Chymie pourroient fournir dans une ſemblable recherche. Eſt-il un ſeul Auteur qui eût demontré dans ſes écrits réellement & demonſtrativement l'exiſtence de ces principes dans leſdites Sources minerales de Spa? Liſez & feuilletez tant que vous voudrez tous les Traités qui ont été faits ſur ces Eaux ; & vous n'y trouverez que des probabilités touchant ces ingrédiens, au lieu que les preuves que j'en donne ſont auſſi demonſteatives que deux & deux font un nombre de quatre.

Il eſt connu qu'il y a dans les mines de fer un quelque choſe de gras, lequel ſe diſperſe par la fermentation fouteraine & anterieure, & le mouvement dans le volume de l'eau les parties graſſes qui ſont alors décompoſées autant qu'il eſt poſſible par cette fermentation, s'attachent aux parties ſubtiles acides, ou elles s'inſinuent

nuent entre les inſtertices de l'acide & des ſubtiles parties martiales, leſquelles ſe mêlent & par l'acide avec l'eau & avec une terre alcaline & ſaline ſubtiliſée & diſſoute ; mais comme cette union n'eſt, pour ainſi dire, qu'un raprochement des parties, il s'enſuit que l'acide n'étant allié que fort legerement avec l'alcali, à cauſe du ſulphureux qui s'eſt inſinué dans les entre-deux, peut & même doit ſe diſſiper ou s'évaporer dans peu de tems & facilement, par conſequent cette eau n'eſt pas tranſportable.

La liaiſon ou la combinaiſon de cette ſubtile graiſſe ou

ſulphureuſe métallique avec l'eſprit acide, donne à la Geronſter cet agreable rappellant & ſpiritueux gout, qui n'a rien d'acre ni aigre, comme une eau éguiſée par l'eſprit de ſoufre ou de vitriol commun, & qui n'eſt pas auſſi fade qu'une eau chargée par une ſolution de vitriol de mars, mais piquante & aciduleuſe.

Monſieur le Doct. Chrouët raiſonne fort juſte aux page 45 & 46 ſur le ſel de la Geronſter; il ne lui manquoit plus pour prouver évidenment ce principe ſulphureux martial vitriolique fixe & volatil dans la Geronſter , que la diſtilation de ſon ſel , c'eſt l'endroit le plus delicat de ſon Traité.

Difference des ingrédiens du Pouhon & de ceux de la Geronſter : la partie terreuſe alcaline & la ſaline eſt beaucoup plus compacte, plus ſerrée dans le Pouhon que dans la Geronſter, où elle eſt fort poreuſe & legere ; par où il eſt facile à concevoir que l'eſprit mineral s'inſinue ou ſe cache auſſi plus facilement dans des corps poreux ; que dans de compacts & comme c'eſt de cet eſprit mineral ; ou de ce principe ſulphureux vitriolique martial que toutes les eaux minerales acidulenſes tiennent leur plus grande énergie ou force, il n'eſt pas ſurprenant que la Geronſter ne ſoit point tranſportable, puis qu'auſſi long-tems que cet eſprit eſt libre & maître de ſoi, les eaux minerales conſervent leur gout & leur ſenteur, auſſi-bien que leurs forces ; mais quand cet eſprit eſt tout-à-fait entré dans les parties alcalines, les eaux minerales ne conſervent leurs vertus & ne produiſent leurs effets ordinaires : de plus dans le ſel de la Geronſter l'alcali predomine davantage que dans celui du Pouhon ; ainſi voilà un ſecond moyen par où cet eſprit ſe prend captif.

Le fer ou le mars dans la Geronſter, quoique parfait, paroit plus crud & moins ferré que celui du Pouhon : il paroit même que cette mine ferrugineuſe croit dans quelque diſtrict aqueux ; celle du Pouhon au contraire dans un lieu ſec pierreux : les connoiſſeurs ou les tireurs de mines vous ſauront diſtinguer ſur le moment l'une de l'autre ; le principe ſulphureux vitriolique martial eſt plus abondant, plus ſubtil, plus volatil, que dans le Pouhon ; voilà la difference que j'ai obſervée entre ces deux Sources.

Venons preſentement aux maladies, que la Geronſter peut guerir preferablement à d'autres Sources.

Elle eſt recommandable preſque dans toutes les maladies de l'eſtomac, dans celles des poumons, dans les rhumatiſmes, dans les foibleſſes du genre nerveux, dans les cachexies, cacochimies, dans la cholere humide, dans certaines convulſions, dans pluſieurs flux de ventre, dans les fleurs blanches, dans l'arrêt des regles, dans l'impuiſſance d'engendrer, dans les leſions de l'odorat, de l'ouie & du gout, dans la puanteur de la bouche, dans la paralyſie, les tremblemens, l'inſomnie, &c.

La Geronſter en general par ſon principe vitriolique martial ſulphureux fixe & volatil eſt recommandable pour ranimer ou corroborer toutes les parties solides du corps humain, modifier la masse du sang & la rendre plus active. En particulier contre la paralysie, spasmes, palpitation de cœur, consomption de corps, & dans toutes les maladies où les parties solides sont relâchées. Par son principe predominant alcalin, elle est absorbante, temperante & moderement astringeante, &c.

Quant aux autres principes elle les a communs avec les autres Sources, & cela restrictivement.

Outre tous ces principes, elle en a encore un autre surpredominant, à savoir, du talc,

Dans tous les Auteurs qui ont écrit de ces eaux, il est grand ſilence de cette mine, il en eſt cependant grande quantité près & à l'entour de la Source, recenment tirée de la terre, elle a la conſiſtance du beur en hyver, elle eſt graſſe de couleur ardoiſe blanchâtre, luiſante & peſante; à la ſuite du tems dans un lieu ſec elle ſe fait un corps dur, ſa tiſſure eſt aſſez poreuſe, ſon arrangement eſt en éclats, en lignes ou fibres longues; la ſuperficie ou la couleur de ces éclats eſt de couleur d'acier poli, la bordure en eſt brune jeaune, & les yeux ou unités, lorſqu'on en caſſe une écaille ou un éclat, eſt de la même couleur.

Cette mine eſt une eſpece de glace marie [*glacis mariæ*] on la met auſſi dans la claſſe de ſelenites; c'eſt un corps dur quoiqu'il ſoit dans ſon commencement une matiere molle & même coulante; il contient un ſoufre métallique, par exemple, le jeaunâtre participe du ſoufre d'or. *Laurenbergius in comm: in ſalæ aphoriſmos Chymicos*, en tire par l'eau forte une teinture, de ſorte que le talc ſe precipite ſelon la difference des couleurs; il en eſt de ſolaires & des lunaires, Theophraſte en rapporte quatre ſortes, une rougeâtre, une blanchâtre, une noirâtre &

une jeaunâtre, lesquelles doivent contenir differentes especes minerales, qui produisent differens effets. Il y en a en Norwege de deux sortes; si on en laisse quelques minutes dans le feu & qu'on les en retire bien vite, elles se font comme l'or en feuilles; on en peut tirer de l'or, mais le jeu ne vaut pas la chandelle: celle qui conserve sa couleur d'ardoise, contient de l'argent; quelqu'uns tienent la jeaunâtre pour solaire & croient en pouvoir preparer un menstruum à dessein de fixer le mercure pour la transmutation en or & en argent; & quoiqu'il soit bien vrai que par une forte ſolution des ſels alcaliſés ; on puiſſe tirer d'une certaine eſpece de talc, de l'or, en le laiſſant en digeſtion dans cette ſolution, il ne s'enſuit point delà qu'on puiſſe par-là fixer le mercure.

Avicenne dit qu'il eſt d'une qualité froide au premier degré & ſeche au ſecond, qu'il eſt aſtringeant, qu'il arrête le ſang, qu'il guerit les abcès de la poitrine, le flux de ventre & autres écoulemens, &c. Morhof aſſure qu'il ſait en tirer un ſoufre par où il peut guerir les maladies les plus deſeſperées, & qu'il vaut autant que le grand élixir, &c. Martinus Martini pretend qu'il conſerve long-tems l'homme en ſanté, & que les Chinois s'en ſervent à cet uſage. On peut preparer divers excellens remedes du talc.

DE LA SAUVENIERE.

LA Sauveniere contient; 1 un ſel à peu près comme le tartre vitriolé; 2 du mars aſſez bien élaboré; 3 du vitriol de mars, qui me paroit plus acre que dans la Geronſter & le Pouhon; 4 un principe vitriolique martial ſulphureux plus volatil que dans le Pouhon; 5 une terre vitriolique; 6 un principe aërien combiné au vitriolique martial; 7 une ſubſtance alcaline.

Voilà tout ce que j'ai pû découvrir par les mêmes expériences, que j'ai faites également avec les autres Sources, & que j'ai toujours ſuivies fort exactement.

La Sauveniere eſt probablement la Source la plus ancienne de Spa & des environs, & je crois que c'eſt de celle-là que Pline parle & non de celle de Tongre pour des raiſons qu'il ſeroit trop long d'alleguer, ce qui ne fait rien au ſujet preſent.

Cette Source convient mieux qu'aucune autre dans toutes les obſtructions que l'on doit regarder comme la cauſe immediate de la plus grande partie des maladies chroniques,

& même dans la gravelle; mais il faudroit que la pierre ou les pierres ne seroient ni de consistance trop dure ni trop grosses, car dans le dernier cas; on risqueroit beaucoup ; puisque une pierre peut rester dans l'un ou l'autre des rognons, pendant toute la vie d'une personne sans donner des signes manifestes de sa presence ; si on vient à la faire remuer à contre tems , elle cause des douleurs effroyables; si elle ne peut passer par les ureteres , & quand même elle pourroit penetrer & se rendre dans la concavité de la vessie, elle produiroit toujours de grandes anxietés; si la pierre est d'une conſiſtance à être diſſoute ou proportionée au paſſage, quand même il y en auroit pluſieurs, on peut faire hardiment uſage de cette eau : il faut auſſi que la perſonne n'ait point de defaut à la poitrine ; dans cette circonſtance il faut qu'elle prenne ſes precautions ; elle n'eſt pas tranſportable comme le Pouhon, ainſi il faut la boire à la Source.

DU TONNELET.

IL contient à peu près les mêmes principes que la Sauveniere, excepté qu'il n'a ni vitriol de mars, ni eſprit vitriolique martial, mais un principe ſulphureux commun ; il eſt infiniment plus froid & plus rafraichiſſant que les autres Sources ; il ne contient point d'alun, mais une terre ſalpetreuſe : il conviendroit dans l'ébolution du ſang, dans les hemorragies, dans les inflamations interieures & exterieures, comme dans les maladies de la peau, demangeaiſon, galle, teigne, brulures, boutons, rougeurs de viſage, dartres, écrouelles, élephantices, &c. mais il faut que la perſonne qui en veut faire uſage, ait l'eſtomac & les poumons bons, les parties ſolides plutôt tendues que relâchées, & qu'elle ne ſoit ſujette à des flux de ventre. Cette Source a ſes me-

rites,

rites; mais elle n'eſt pas beaucoup frequentée; elle demande de la precaution, elle eſt excellente pour tremper le vin: ſi elle étoit dans un Pays où les eaux minerales ſont rares, elle y ſeroit bien eſtimée; mais comme une grande lumiere obſcurcit une moindre, on la neglige.

Les Rubriques des Eaux minerales de Spa particulierement celles de la Geronſter & du Pouhon ſont recommandables pour adoucir l'acide morbifique; quoique la partie terreuſe en ſoit indiſſoulubble; elles ont ainſi une vertu anti-acide & abſorbante & même diuretique, fortifiante & corroborante. Ce n'eſt pas une qualité eſſentielle à un bon medicament que de ſe reſoudre tout entier dans l'eſtomac & de paſſer dans le ſang ; puiſqu'on peut à peine conjecturer cela de l'antimoine diaphoretique, du cinnabre & du ſafran de mars, qui ſont neanmoins ſuffiſanment leur effet. Cette Rubrique fournit une quantité infinie de corpuſcules jeaunes rougeâtres, qui ſe diſpercent dans le volume de l'eau & qu'on avalle avec elle ; ainſi cette ſubſtance doit produire dans le corps humain des effets proportionnés aux qualités des principes qui y ſont contenus.

DU WATROZ.

CEtte Source contient à peu près les mêmes principes du Tonnelet, excepté, qu'au lieu d'une terre ſalpetreuſe elle en contient une alunmineuſe, & enſuite un ſoufre commun groſſier. L'eau de cette ſource par ſes principes ſous-acides, alunmineux & ſulphureux, decharge les premieres voies par le bas & par le haut, parce qu'elle irrite les fibres de l'eſtomac & des inteſtins. Pluſieurs perſonnes s'en trouvent bien, d'autres ne s'apperçoivent d'aucun de ces effets : ſi on ne ſouhaite point qu'elle opere de cette maniere, il la faut boire lentement:

Cette alunmineuſe matiere provient d'une mine de plomb de la qualité de la craie, diſſoute par l'acide de l'eſprit du ſoufre, d'où il ſe forme un troiſieme corps, à ſavoir, un ſel ſous-acide de neutre, de la même maniere que l'eſprit de ſoufre ronge la mine de fer & le change en vitriol, ainſi il mange & change la mine terreuſe plombeuſe dans un concret alunmineux. Il arrive auſſi quelquefois qu'il y a du vitriol & de l'alun dans une même miniere. Si on diſſout de la craie dans de l'eſprit de ſoufre & qu'on la coagule, il s'en fera de l'alun: il deſſeche, il aſtreint & coagule dans le tems qu'il irrite & renforce les fibres, il produit divers effets que l'on ne peut bien connoître que par l'experience : elle conviendroit en general dans les maladies où il faut corroborer & particulieremeut dans les fievres intermittantes & dans tous les flux irreguliers ; mais remarquez que dans ces cas il faut boire lentement ou par intervales, cette eau par ſon principe alcalin ; elle ſeroit utile dans les crudités acides, & par ſon ſulphureux dans les acres & ſaumurenſes. Cette Source auroit plus de force, s'il ne s'y mêloit point d'eau étrangere, qu'il ſeroit facile à detourner, malgré cela elle ne laiſſe d'avoir des vertus louables & de produire de certains effets. Elle a d'un côté une terre mouvante bitumineuſe, dont on pourroit faire des tourbes ou des motes, qui ſont fort en uſage dans ce Pays-ci. Il y a un endroit dans la Province du Perou appellé Colao, où il y a de cette ſorte de terre bitumineuſe, dont les Indiens tirent une liqueur utile pour pluſieurs maladies. Ils coupent cette terre par morceaux comme on fait ici, leſquels ils arrangent ſur des perches ou des roſeaux deſſous leſquels ils poſent des vaiſſeaux pour en recueillir la liqueur diſtillée par l'ardeur du ſoleil; ils ſe ſervent également, comme cela ſe pratique ici, de ces tourbes au lieu de bois; la fumée n'en eſt pas ſaine, à cauſe de ſon odeur puante. Cette liqueur eſt utile contre les tumeurs froides, qu'elle diſſipe, elle fait les mêmes effets que la Caranna & la Tacamahaca. Par la deſcription que font les Auteurs de cette terre, celle-ci a de la reſſemblance avec celle-là; c'eſt de quoi on peut s'aſſurer par les expériences Phyſiques ou Chymiques *vid. Hernandez lib. 3. rer. med. novar. Hiſpan. Schortzius in mat. muſ.* page 37 & Pomet Hiſtoire des drogues page 265 *Vielheurius in deſcript. exotic. mater.* pag. 111. *Poterius lib. 3. cap.* 32. &

particulierement Monardes, qui nous aſſurent, que cette liqueur bitumineuſe fait & produit des effets ſemblables à ceux de Caranna & Tacamahaca. On pourroit avec cette terre humide preparer des bains, qui auroient de grandes vertus contre les goutes, rhumatiſmes, arthrites & même dans les maladies qui tirent leur origine d'une foibleſſe, refroidiſſement des nerfs, &c. Cette liqueur tirée par l'art ou par la nature échauffe & deſſeche dans le troiſieme degré; elle eſt utile dans les tumeurs froides; elle adoucit toutes ſortes de tumeurs & particulierement les douleurs des jointures, des nerfs & de la tête; elle dissout les enflures inveterées, modere & arrête les fluxions froides & mêlées, guérit les plaies recentes des nerfs & des jointures, dissipe les fluxions des yeux & d'autres parties, si on s'en frote, &c. Ce que je dis de ce bain, ne choque point le bon sens ; il en est des bourbeuses qui produisent de bons effets. Pendant les grandes chaleurs enfoncez votre bras aussi avant que vous pouvez dans cette terre, & vous y sentirez une chaleur non naturelle.

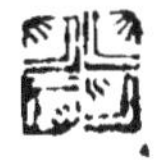

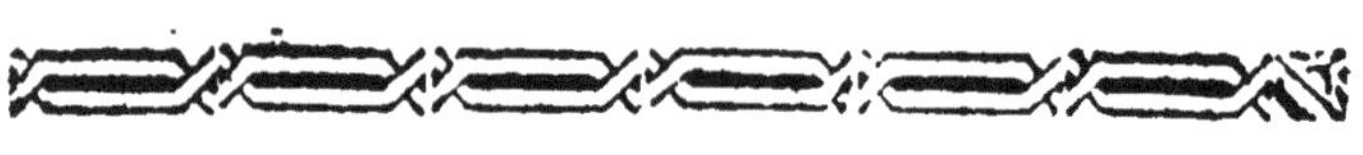

CHAPITRE IV.

Du mêlange des Eaux minerales de Spa avec le lait, particulierement avec la Geronster, qui passe dans l'Europe pour l'unique dans son espece.

AVant de faire usage de ce mêlange, je suppose que les personnes auxquelles il seroit utile ou necessaire, se seroient preparées & purgées par des remedes appropriés & relatifs, comme aussi proportioñés à la continuation du tems qu'il faut employer par rapport à la difficulté & à l'opiniâtreté de leurs maladies, comme par exemple par l'ufage interieur des Eaux Thermales d'Aix-la-Chapelle, s'il n'étoit point contre-indiqué.

J'exerce la pratique de la Médecine depuis quinze ans à Spa, avant ce tems aucun Médecin ne s'étoit avifé d'ordonner ou de confeiller ce mêlange; on fe moquoit même de cette nouveauté, & on me traitoit d'innovateur imprudent; mais s'il avoit été queftion j'aurois pû fermer la bouche à ces Meffieurs, en alleguant l'exemple de l'illuftre Hofmann duquel j'ai eu le bonheur d'avoir été difciple plufieurs années: fi l'autorité de ce favant homme ne leur avoit point fuffit, j'aurois avancé celle de Meſſieurs Wedel, Locber, Feichmeyer, Profeſſeurs à Gênes, celles de Meſſieurs Herth, Verdries, Hilchen, Profeſſeurs à Giſſe, & d'autres dans d'autres Univerſités, que j'ai frequentées ſeize à dix-ſept ans, qui tous avoient connoiſſance de nos Eaux minerales, & qui ne balançoient point à recommander ce mêlange dans certaines maladies. Il eſt certain que ces Eaux ne contiennent point ſuffiſanment ou aſſez d'acide pour faire cailler le lait, puiſque l'alcali y predomine, comme on peut l'expérimenter : je ne vois pas ainſi pour quelle raiſon on voudroit recuſer ce mêlange, auroient ces Meſſieurs les contrediſans, plus de ſcience & plus d'expérience, que ces Savans & Illuſtres Docteurs ? chacun au reſte peut ſuivre ſes ſentimens.

Ce mêlange, particulierement avec la Geronſter, ſeroit d'une grande utilité dans toutes les maladies, qui ont leur cauſe materielle dans les poumons, comme dans la toux ſeche & habituelle, dans un certain degré de l'étyſie, hemoptyſie & difficulté de reſpirer. Le lait d'âneſſe ou de chevre ſeroit le plus convenable, à cauſe du ſel doux & du principe ſereux qu'il contient, puiſqu'il y a certaines eſpeces de maladies des poumons qui ne dependent pas tant ſeulement des acidités & des acretés, & qui n'attaquent pas auſſi ſeulement les fibres nerveuſes & celluleuſes de cet organe; mais auſſi des obſtructions des conduits des poumons, par où la circulation du ſang eſt empêchée : or donc comme le lait ne ſeroit pas ſuffiſant ſeul, & qu'il faut qu'il ſoit aidé par un mêlange fluide penetrant, adouciſſant, évacuant & roborant, indiquez-moi en un, qui ſoit mieux approprié, plus relatif & mieux proportionné à la difficulté de ces maladies & à d'autres ſemblables, & qu'on puiſſe continuer avec plus d'agrément, que la Geronster; & en acquiesſant, je me tairai.

Ce mêlange devroit avoir la preference ſur tout autre remede, lorſque le ſang & les autres humeurs du corps ſont chargés d'impuretés acres & ſalines, leſquelles engendrent pluſieurs maladies, comme l'affection ſcorbutique & les douleurs qui en proviennent, la galle & autres maladies de peau, la goute vague & la chaude, la conſomption de corps, &c. par ce puiſſant ſecours les humeurs acres & ſalines du corps ſont adoucies, temperées & évacuées par les voies ordinaires, les parties ſolides & ſenſibles ſoulagées.

Ce remede ſeroit auſſi utile dans des convulſions, ſpaſmes & arthrites, par où les parties nerveuſes & membraneuſes du corps deſechées ſeroient adoucies & rendus plus dociles : & comme quelquefois certaines maladies de tête & d'eſprit ſont cauſées par un ſpaſme ou mouvement convulſif de l'écorce du cerveau occaſioné par l'acreté du ſang, il eſt certain que ledit moyen ne ſeroit pas ſeulement ſuffiſant pour en moderer les accès, mais auſſi pour guerir radicalement ces ſortes de maladies, auſſi-bien que les convulſions de l'eſtomac, & dans la colique chronique periodique, dans les évacuations

cuations trop violentes & trop copieuſes par le haut & par le bas, comme dans la diſſenterie, leſquelles ont leur cauſe materielle dans une matiere acre & bilieuſe, qui irrite les fibres ſenſibles de l'eſtomac & des inteſtins. Il eſt connu que les Eaux minerales de Spa operent ordinairement ou plus ſouvent par la voie des urines, que par toute autre; c'eſt pourquoi ledit mêlange feroit bien dans les maladies des rognons, des uréteres & de la veſſie, où il peut ſe faire un amas de matiere viſceuſe & acre, laquelle ronge & fait des ulceres dans ces parties, & par conſequent y cauſe de grandes douleurs ; puiſqu'il adouciroit & diſſoudroit cette matiere tartarique & en dechargeroit les rognons, les uréteres & la veſſie, comme auſſi dans la ſtrangurie & autres difficultés d'uriner, & même dans les gonorrhées les plus inveterées, où les fibres dans le conduit étant irritées, cauſent de grandes anxiétés. Je ſais par expérience que les Eaux minerales de Spa ſont merveilleuſes dans les gonorrhées pour ainſi dire devenus habituelles, & que pluſieurs perſonnes s'en ſont bien trouvées : mais elles avoient commencé par l'uſage interieur des Eaux Thermales d'Aix-la-Chapelle, la cure, leſquelles ont du rapport par certains principes avec celles de Spa, particulierement avec la Geronſter. Ce remede, nouveau à ces critiques perpetuels, ſeroit également recommandable dans la paſſion hypocondriaque & dans ſes ſuites, particulierement ſi la conſtitution du ſujet étoit ſenſible, ſujette à des ſpaſmes, à des douleurs d'eſtomac, palpitation de cœur difficulté de reſpirer, à la gravelle, collique, &c. Il ne pourroit pas ſeulement ſubjuguer les acidités & les acretés, mais auſſi les évacuer, & par conſequent ſoulager les parties nerveuſes ſouffrantes. On a le même ſoulagement à eſperer dans la paſſion hyſterique & autres maladies auxquelles le ſexe eſt ſujet, laquelle a beaucoup de connexion avec l'hypocondriaque, comme auſſi dans la melancolie & autres paſſions & affections de l'eſprit, &c.

Il eſt à remarquer qu'il eſt non-ſeulement neceſſaire de connoître les principes concentrés dans chaque Source minerale, mais auſſi qu'il en faut avoir une expérience ſuffiſante pour en faire le choix & l'application; & quoiqu'il eſt des Médecins étrangers très ſavans, qui ont à priori une connoiſſance de ces Eaux, ils ne ſauroient cependant en faire le choix & l'application juſtes & relatifs ; il en eſt même qui donnent des regles ſi peu convenables tant à l'égard de la maniere d'en faire uſage, que du choix de la Source, que nos Manans en donneroient de meilleures.

FIN.